NO 사정 방중술

NO 사정 방중술

발행일   2021년 12월 13일

지은이   워블러
펴낸이   손형국
펴낸곳   (주)북랩
편집인   선일영   편집   정두철, 배진용, 김현아, 박준, 장하영
디자인   이현수, 한수희, 김윤주, 허지혜, 안유경   제작   박기성, 황동현, 구성우, 권태련
마케팅   김회란, 박진관
출판등록 2004. 12. 1(제2012-000051호)
주소   서울특별시 금천구 가산디지털 1로 168, 우림라이온스밸리 B동 B113~114호, C동 B101호
홈페이지 www.book.co.kr
전화번호 (02)2026-5777   팩스   (02)2026-5747

ISBN   979-11-6836-027-3 03510 (종이책)   979-11-6836-028-0 05510 (전자책)

(주)북랩 성공출판의 파트너

북랩 홈페이지와 패밀리 사이트에서 다양한 출판 솔루션을 만나 보세요!

홈페이지 book.co.kr   •   **블로그** blog.naver.com/essaybook   •   **출판문의** book@book.co.kr

작가 연락처 문의 ▶ ask.book.co.kr

작가 연락처는 개인정보이므로 북랩에서 알려드릴 수 없습니다.

NO
사정
방중술

위블러 지음

북랩 book Lab

서두書頭를 뗀다는 것이 이렇게도 힘이 들 줄!

『오후반 책쓰기』저자인 유영택 작가의 책을 주문해 읽은 후. 나의 체험기이자 내가 터득한 비법인『NO 사정 방중술』의 서문 그 첫 글을, 한 달 하고도 일주일이 지나서야 오늘 쓰게 됐다.

아니 더 이상 머릿속으로만 그리고 있다간 허공에다 내뱉는 메아리가 될 것 같아 오늘은 무작정 용기를 내어 일을 저지르고 말았다.

필자는 오륙십 년대 베이비붐 세대로, 지나온 50여 년 넘는 삶을 돌이켜 보니, 고생 모르고 살았던 어린 시절도 있었고, 음악 한다고 집 나와서는 사기당하고, 뼛속에 사무치는 가난에 물로 배를 채우며 성공을 꿈꾸던 청년 시절도 있었다. 세상을 잘 몰라 사기로 인한 화병으로 한숨만 쉬며 살았던 암울한 시절도 있었고, 그 와중에 열다섯 살이나 차이 나는 지금의 아내와의 만남도 있었다. 그러나 아들과 딸을 키우며 아플 겨를도 없이 살아온 삶의 무게에 눈을 잠깐 들어 보니, 남은 건 어느새 지나가 버린 세월뿐이더라.

그러나 이렇게 주저앉기엔 너무나 허망하다는 생각이 들어 다시 곡을 쓰고 음반 작업을 하고 있던 중, 『오후반 책쓰기』를 읽게 되었다. 우선순위를 조금 바꿔 'No 사정 방중술'에 관한 책을 써 보는 것도 괜찮을 것 같다는 생각을 했다.

필자가 터득해 일상처럼 부부 생활에 적용해 왔던 방중술. 하지만 그것에 대해서 책을 낼 생각보다는, 우리 큰아들에게 성인이 되면 부부간에 섹스가 얼마나 중요한지, 그리고 그 중요한 부분을 남자가 어떻게 감당해야 하며 어떻게 리드해야 하는지 등을 알려 주고 싶었다.(큰아들이 벌써 다 커서 군 제대도 했다.) 큰아들은 그 내용을 듣더니, 페이스북에 올려 많은 사람들에게 공유해 보라고 제안했다. 고민을 하고 있던 중, 유영택 작가가 쓴 오륙십 대를 위한 『오후반 책쓰기』를 만났다. 그 책에서 결정적 용기를 얻어 이 책을 쓰게 되었다.

이 책은 의학적, 생물학적으로 말하는 거창한 전문 서적은 아니다. 하지만 동양 의학에 바탕을 둔 건강과 장수의 비결과, 쾌락의 절정을 조절하며 나만이 아닌 상대방까지 기쁘게 하는 남녀 교합의 도를 이야기한 중국 성 고전 『소녀경』에 나오는 '방중술'을 터득해 사용해 온 나의 체험서다.

이 방중술 기술의 터득이야말로 대한민국의 젊은이들을 넘어, 이 책을 볼 수 있는 이 세상의 모든 젊은이들이 알았으면 하는 실전 방중술의 가이드라 말하고 싶다.

나름 섹스에 자신이 있는 분도 있을 수 있겠지만, 이 책을 읽다 보면, 사정의 시간을 마음대로 조절할 수 있어야 원하는 섹스의 기술도 구사할 수 있으며, 사정은 하되 기의 원천인 정액을 배출하지 않아야 지속적 발기와 몸의 기를 잃지 않고 피로의 회복이 빨라진다는 걸 알게 될 것이다

필자는 이 방중술을 열여덟 살에 알게 되어 스물한 살에 터득했다. 이 책은, 임상 실험이라고 해야 할지는 모르겠지만, 40여 년 동안 지금까지 그렇게 살아온 부부 교합의 체험을 적은 것이다. 이 책을 읽으신 모든 독자들이 방중술이란 기술을 터득해서 방중술이 지향하는 남녀 육체의 정신 합일의 교감과, 무분별한 쾌락 및 과다 업무로 지친 현대인의 쇠약해진 몸과 마음에 위안을 얻길 바란다. 또한 섹스를 하면서 정액을 배출하지 않고도 성적 흥분과 절정의 쾌감을 느낄 수 있는, 그래서 건강까지 함께 지킬 수 있는 지

혜의 성 지침서가 되길 바란다.

이 책을 쓰기 위해 방중술에 관한 여러 출판사들의 책들을 다시 읽어 보았지만, 모두가 중국 책 『소녀경』을 번역한 번안서였다. 반면 이 『NO 사정 방중술』은 필자가 방중술을 직접 터득하고 겪은 '체험서'라는 점에서 독자들의 훈련에 큰 효과를 주리라 확신한다.

성에 대해 금기시하고 쉬쉬하던 시대도 있었지만, 지금은 터치 한 번으로 넘쳐 나는 성에 대한 온갖 정보를 접할 수 있는 시대다.

예전에는 감히 생각할 수 없었던 성에 관한 수위 높은 얘기들을 여과 없이 얘기하는 〈지상렬의 노모쇼〉 같은 프로그램들도 있다. 거기에 출연한 여성들이, 직접 경험하지 않았다면 얘기할 수 없을 거침없는 섹스에 관한 생각들을 솔직하게 얘기하는 것 또한 많이 변화된 성의 시대적 현실이라 할 수 있겠다.

일본만 하더라도 〈That Will Make You Hate Sex〉라는 성인 방송이 있다. 〈지상렬의 노모쇼〉가 이 방송에서 아이디어를 얻었나 싶을 정도로 비슷한 점들이 많지만, 수위 면에서는 〈That Will Make You Hate Sex〉가 아직은 상당히 높은 편이다.

조금 늦은 감은 있으나 이를 기점으로 시간이 더 흘러 문화와 경제 수준이 더 높아지면 높아질수록, 더욱 진화한 성에 관한 프로그램들이 유럽이나 미국처럼 많이 편성되지 않을까 생각한다.

끝으로 이 'No 사정 방중술'은 경험상 끈기와 인내가 필요하며 터득하기가 만만치 않은 기술이기 때문에, 나이가 들어서 하기보다는 이삼십 대 성에 민감할 때에 빨리 터득하는 것이 미래의 행복한 가정과 건강을 위해서도 좋은 일이라 생각한다.

어차피 섹스는 사람이 살아가는 한 식욕과 함께 사라지지 않을, 인간의 영원한 2대 욕망이다. 우리 몸의 기인 정액을 배출하지 않고도 섹스를 즐기면서 건강까지 지킬 수 있는 방중술을 터득할 수 있다면, 바쁜 현대인의 생활 속에서도 지치지 않는 왕성한 성생활과 건강을 지킬 수 있으리라 확신하는 바다.

너무 많이 회자되는 얘기 같지만, 똑같은 칼을 어떤 사람이 잡느냐에 따라 맛있는 음식을 만들어 낼 수도 있고, 병을 고칠 수도 있지만, 악한 마음을 먹은 사람이 칼을 잡으면 사람에게 해를 끼치기도 한다. 방중술을 터득하신 분들은 사랑하는 아내와 연인을 위해 그리고 가정의 행복을 위해 방중술을 사용하시기 바라며, 바람을 피우는 데는 절대 사용하지 않기를 바란다.

섹스는 행복과 쾌락을 주기도 하지만 정액을 많이 배출하는 섹스가 되면 건강을 반드시 해치게 된다. 이 점을 꼭 기억하시길 바란다. 이걸 방지하기 위해 이미 2,000년 전 고대 중국에서 여러 학파와 성 전문가들이 연구해 밝혀 놓은 이 방중술이야말로, 섹스를 하면서 건강까지 지킬 수 있는 최고의 생물학적 연구이자 발견이라 생각한다.

우리 모두 이 방중술 터득을 위한 그날까지. 『NO 사정 방중술』

이 독자 여러분들의 건강하고 사랑 넘치는 부부 생활의 성 지침서
가 되어 줄 것이다.

제2장 。 성의 시대적 변화   61

일러두기

이 책의 인용문은 각주에 출처를 표기했습니다.

일부 인용문의 경우 저작권자의 사전 허락을 구하지 못했습니다.

문제 시 연락해 주시면 알맞은 조치를 취하겠습니다.

제 **1** 장

방중술
마스터하기

≋ 1 ≋
열여덟 살, 방중술을 접하다

✦

1970년대 중반 그 당시엔 '19 금' 느낌의 『선데이 서울』이란 잡지가 있었다. 거기서 우연히 본 기사에 소개된 소련(현 러시아)의 102세 할아버지가, 젊은이들 못지않게 섹스를 즐기고 살고 있었다. 그 할아버지의 비결이 바로 방중술이었다.

방중술은 『소녀경』이란 책에 나오는데,

"정액은 우리 몸의 기이며 기를 잃으면 건강을 잃는 것이고…. 사정 시 정액을 배출하지 않아도 사정할 때와 같은 성적 흥분과 쾌감을 느낄 수 있으며…. 나오는 정액을 괄약근에 힘을 주어 못 나오게 한 번을 억제하면 기력이 왕성해지고…. (중략) 아홉 번을 억제하면 수명이 연장되어 불로장생을 하고, 열 번을 억제하면 신선의 영역에 들어서고…."

성에 대한 호기심이 한창 물이 오를 나이에, 불로장생과 신선까지 아니더라도 섹스를 하면서 건강을 지킬 수 있고, 나이가 들어서도 젊은이 못지않게 섹스를 할 수 있다는데…. '이게 정말 사실이야?' 하는 한 줄의 의문과 호기심에서 방중술의 탐구는 시작되었고, 이 책을 쓰는 동기가 되었다.

≥ 2 ≤
서점으로 직행하다

✦

　방중술. 지금은 구전으로든 책을 통해서든 많은 사람들이 한 번쯤 들어는 보았을 수도 있는 내용이다. 하지만 40여 년 전 1970, 80년대 그 당시 『소녀경』의 방중술 이야기는 아주 희귀한 것이었다. 필자가 『선데이 서울』이란 잡지에서 구소련 할아버지에 대한 글을 읽지 못했다면, 아마 지금도 『소녀경』이니 방중술이니 하는 이야기는 한번 들어 본 정도로 스쳐 지나고 말았을지도 모른다.

　그땐 아주 어린 나이는 아니었지만 기사를 본 순간 '이런 책이 정말 있을까?' 반신반의하는 생각들이 들었다. 그 생각이 끝나기도 전에 나는 이미 서점에 도착해서 책 내용을 이야기하고 있었다. 그런데 잠시 후 그 책을 받는 순간. 아! 『선데이 서울』의 그 소련 할아버지의 방중술 얘기가 단순한 기사거리가 아닌 사실일 거라는 확신이 들었다.

그 당시엔 야한 화보나 사진이라 해도 지금처럼 수위가 높은 사진은 그렇게 흔하지가 않았고, 지금처럼 성에 대해 쉽게 알 수 있는 정보화 시대도 아니었다. 그러니 그 한 권의 『소녀경』은, 마치 중국 무협 영화에서 수없이 상대에게 깨지던 주인공이 아주 특별한 권법을 기록한 책을 입수하여 그 책을 통해 피나는 노력과 훈련 끝에 자신이 겪었던 수모를 상대방에게 모두 돌려주고 영원한 고수가 된다는, 한 편의 드라마 같은 책. 그런 『소녀경』을 손에 든 순간 가슴이 뛰었다.

그러나 행여 누가 볼까 봐 곧바로 지나간 달력으로 앞표지가 보이지 않게 싸야 했다.

아마 그 당시에도 사람들의 성에 대한 호기심과 관심은 지금과 다르지 않았을 것이다. 그러나 드러내 놓고 얘길 하거나 감상을 하기엔, 성에 대한 사회적 분위기가 지금과는 비교될 수 없을 만큼 보수적인 시대였기 때문이다. 지금의 젊은이들은 물론이고 초등학생까지도 마음만 먹으면 손가락 터치 한 번으로 성에 대한 호기심을 해소하고 많은 정보를 알아보는 시대다. 격세지감은 크지만, 그 당시 필자도 나름 호기심의 날을 세워 가며 책을 읽어 내려갔다.

아마 지금 같으면 설마 그런 게 있을 거라고 관심을 갖지 않았을 수도 있었겠지만 그때의 호기심 많은 성에 대한 필자의 생각이 마치 물을 부으면 부은 대로 빨아들이는 스펀지와 같았던 때였던 것 같다.

≡ 3 ≡
방중술은 무엇인가?

✦

중국 고대 문헌에 따르면, 이러하다.

2,000여 년 전에 이미 중국에서는 여러 방면의 성 전문가들이 성 기교와 성 건강에 관해 연구한 결과를 『방중술房中術』이란 책자로 엮어 만들어 냈다고 한다. 이는 도가道家와 유가儒家와 불가佛家와 양생가養生家들과 음양가陰阳家의 전문가들이 공동으로 연구해 내놓은 책이다. 『방중술』은 이미 그 당시의 건강과 장수를 위해 백성들에게 전파한 성 건강 서적이었다고 말하고 있다. 또한 중국 고대 방중술은 건강과 양생養生의 도리를 포함하고 있었고, 이 방중술은 현실에서 영원히 즐거움을 누리고 사는 것을 목표로 한 중국의 토속 종교인 도교의 한 원리로 '방중'이라고도 했다. 이 방중은 남녀 음양의 교접을 말하는 것인데, 이 우주는 본시 음과 양 두

가지로 성립되어 있어 모든 만물은 음양의 이치에서 벗어날 수 없으며, 따라서 음과 양이 교접하지 못하면 기가 유통되지 못하므로 몸에 이상이 생겨 병을 얻고 장수하지 못하는 것이다. 그러나 이 또한 지나치게 정욕을 행사해 정액을 많이 방출하면 오히려 몸을 손상시켜 건강을 해칠 수 있다는 원리다.

그래서 방중술을 수련해 온갖 실병을 치유하고 불로장생해야 한다고 말하고 있다.

즉, 정액을 밖으로 배출하지 않는 것이 기를 잃지 않는 것이고 그것이 결국 장수와 건강을 지키는 것이라고 책은 말하고 있다.

또 옛 중국 왕들은 많은 궁녀들을 거느림으로써 잦은 방사로 인해 체력이 쇠약해져 생명까지 위협당할 수 있는 피해를 미연에 방지하고, 왕의 건강을 지키게 하고자 한 왕들의 건강 교접(섹스) 방법 교재가 바로 이 『방중술』이었다고도 한다.

한마디로 방중술은 남녀 간 기의 순환과 음양의 조화를 통해 젊음을 유지하고 무병장수하는 방법을 일컫는 중국 고대 장생술의 하나로, 남녀가 성생활에서 어떻게 쾌락을 얻고 어떻게 건강한 성생활을 영위하며 무병장수할지에 대한 의가와 도가道家의 학문이기도 했다고도 한다. 그런데 이런 방중술이 오늘날 왜 사람들에게 대중화되지 못했을까? 참고로 1994년 제5회 베를린 국제 성학 대회에서 Hischfeld 국제 성학 대상을 수상하고, 미국 『타임』지가 '중국을 21세기로 선도하는 인물' 중 한 명으로 선출한 상해대학 사회학과 유달림 교수의 『중국의 성 문화』 하권에 나오는 두 가지 원인을 잠깐 옮겨 본다.

1. 방중술은 동한, 위진, 남조 시대부터 당나라 때까지 왕성한 발전을 하였으나 송대 이후부터는 점차 쇠퇴하였다. 그런데 그 이유가 방중술이 성교를 하면서 몸을 어떻게 상하지 않게 할 것인가, 성교를 통해 어떻게 건강과 장수에 이로움을 줄 수 있을까 하는 양생의 목적에서 벗어나, 성적 쾌락을 중요시한 통치 계급들의 부패하고 사치스럽고 음란한 생활을 위한 성 향락의 도구가 되었던 것. 그리고 불교의 등장으로 불교의 금욕주의로 인한 도가의 방중술에 대한 타격이 두 번째 이유라 하겠다.

1의 예를 보면 이에 원나라 순제가 성색을 탐닉하니 신하들이 서로 다투어 방중술사를 데려다 추천하여 환심을 사려고 애썼다. 생략 황제가 또 그것을 익히느라 더 많은 부녀자를 취해 오직 음행을 일삼았으며 순제의 환심을 산 라마승들은 양가집 여자 서너 명씩을 취해 자신들을 받들게 하고 이를 공양이라고 했다. 군신이 음란 행위를 일삼으니 여러 승려가 궁중을 출입해도 제지하지 않았으며 당시 궁정의 여성들은 가무를 공연하고 통치자를 모시는 것 말고도 군신과 승려들이 시행하는 방중술의 도구로 충당되었다. 명대에 이르러 방중술은 더더욱 불붙어 조정에서도 위아래 할것 없이 다투어 방중술을 담론하였다. 간쟁으로 기풍을 잡아야 할 신하들이 다투어 외설을 담론 했으니 당시의 기풍을 알 수 있겠다. 이와 같이 방중술의 평판이 나빠져 진정한 군자들은 이를 부끄럽게 생각 했다고 도종의陶宗義는 『철경록輟耕錄』에서 사악하고 불경한 도술이 방중술이라고도 했으며 이러한 방중술은 이미 초창기 양생의 목적에서 벗어난 본래의 면모가 아니었다고 기술하고 있다. 그리고 『중국의 성문화』 하권 108페이지 하단에 나오는 또 하나의 기록의 예를 보면, 삼국지의 조조가 방중술의 열렬한 신봉자였다고 기록하고 있다.

그는 좌자, 감시, 극검 등 200여 명의 방사를 모두 소집해 가르침을 구하고 동시에 많은 궁녀를 시험 대상으로 삼고 시험해 보니 과연 효과가 있었다고 기록되어 있다. 또한 조조가 앞장서서 방중술을 익히니 당시의 수많은 귀족과 관료들이 그를 광적으로 모방하였다. 그런 조조는 대단한 호색가였음을 말하고 있다.

2. 두번째 이유론 불교의 광범위한 번성이 방중술을 원리로 한 도교의 쇠퇴의 길을 가게된 이유다. 불교의 기본적 원리는 인생은 고행이라는 인식에서 출발한다. 비록 현세에서 크게 부귀하다 해도 생로병사의 고통에서 벗어날 수 없으니 속세의 행복과 환락을 버리고 해탈해야 하며 중생은 정욕을 금하고 절제하는 생활을 통해서만 고통의 인생을 극복할 수 있다고 하는, 정반대인 불교의 번성으로 도교가 쇠락의 길로 빠지게 되었던 것이다. 송대에 와서 중국의 봉건 사회가 번성에서 쇠퇴로 바뀌는 전환점이면서 성에 대해 상대적으로

개방적이었던 고대 풍조가 폐쇄적으로 바뀌는 시점이기도 했다. 따라서 방중술을 제창한 도교는 쇠퇴의 길을 걸을 수밖에 없었다고 기록하고 있다.[1]

그러나 이런 방중술의 기록도 중요하지만, 이 책에서 필자가 말하고자 하는 중요한 포인트는 '방중술을 실질적으로 사용할 수 있는 방법'을 이야기하려고 하는 것이다.

이론만 있고 실제로 이 방중술을 사용하지 못 한다면 무슨 소용이 있겠는가!

필자가 쓴 이 『NO 사정 방중술』에서는 방중술의 터득 방법에 대해 서술하려고 하는 것이다. 『소녀경』에 나오는 방중술의 터득 방법을 줄이고 줄이고 줄이면, 아래의 몇 줄의 글이 방중술의 핵심이자 엑기스이자 전부다.

"사정을 하려는 순간 코로 깊이 들이마신 공기를 배꼽 아래로 바람을 넣듯 강하게 힘을 주면 근육이 뭉치듯 힘이 들어가는 곳이 단전이다. 이 단전에 들이마신 공기를 압축시키듯 힘을 계속 주면서 동시에 항문의 괄약근에 힘을 주어 수축시키고 발가락을 구부려 강한 힘을 주면 나오는 정액을 멈출 수 있다."라는 게 전부다.

즉 이를 간단히 말하면 세 가지를 동시에 하는 것인데, 첫째, 사정하려는 순간 코로 들이마신 공기를 힘을 주어 단전에 모으고(원

---

1) 유달림, 『중국의 성문화』 하권, 강영매 외 옮김, 범우사(2000)

문엔 뭉뚱그려 '아랫배'에 힘을 주라고 되어 있으나, 필자의 오랜 경험으로 내린 결론은 이 단전에 힘을 주어야 아랫배 전체에 힘이 가기 때문에, 정확히 '단전'이라고 말할 수 있다). 둘째, 동시에 항문의 괄약근에 힘을 주어 수축시키고. 셋째, 발가락을 구부려 강한 힘을 주면 나오는 정액을 멈출 수 있다.

≡ 4 ≡
방중술을 터득해야 하는 이유

✦

　업무로 인한 피로 누적과 안팎으로 일어나는 많은 스트레스는 어제오늘 일이 아니다. 하지만 갈수록 예전보다 각박해지고 하루가 다르게 변화하는 지금을 살아가는 현대인들이 받는 스트레스는, 마치 여름옷을 입고 겨울을 지내고 있는 것과 같다 생각한다. 만병의 근원이라는 스트레스로 인해, 내 안의 보이지 않는 장기들이 고장 나고 있음을 알지 못하는 것이다. 그게 고스란히 사십 이후에는 여러 성인병과 발기부전으로 나타나기 시작한다. 정액을 만들어 내는 각 기관들도 빠른 노화 현상이 진행되고 고장의 원인이 된다는 걸 생각해 보는 사람이 얼마나 있을까.

　사오십 대 이후 한 달에 한 번 섹스하기도 힘든 고개 숙인 남자가 늘어 가고 있는 게 젊어서 건강을 소홀히 한 결과물일 수 있다.

술과 섹스 그리고 스트레스로 인해 지친 육체적 피로는 정액을 만들어 내는 기관들의 회복도 더디게 한다. 정액이 체내에서 만들어지기까지의 유기적인 복잡한 과정들을 보면서, 정액이 쉽게 만들어지는 게 아니라는 걸 알아야 한다. 우리의 몸은 연료만 넣어 주면 정액을 뚝딱 만들어 내는 기계가 아니다. 뇌와 여러 장기들과 필요한 기관들에서 혈액을 모으는 일부터 여러 과정을 거쳐 정액이 만들어진다. 그런데 잦은 사정을 하게 되면 밖으로 배출한 정액만큼 정액을 만들어 채우기 위해 몸에 과부하가 엄청 걸리기 때문이라는 걸 생각하는 분들이 몇 분이나 있을까.

의학계에서는 72시간 안에 정액이 만들어지므로 걱정 하지 않아도 된다고 하지만 만들어지는 것과 몸 상태가 충만 한 것과는 다르다는 걸 알아야 한다.

인간의 몸은 삼십 대 전후로 쇠퇴해 가기 시작한다고 의학계에서 얘기하고 있다.

그런데 72시간 안에 정액을 만들어 낸다고 잦은 사정에 대해 걱정하지 않아도 된다면 이삼십 대나 오륙십 대나 사정 후 다시 하고 싶은 충만함의 회복이 같아야 하지 않겠는가?

오십 대를 지나가시는 의사분이나 육십 대를 지나가시는 의사분들께 물어보고 싶다. 사오십 대나 육십 대 때 사정 후의 회복이, 72시간 안에 정액이 만들어진다고 이삼십 대 때와 같이 하고 싶은 섹스의 충만함이 빨리빨리 돌아오는지….

물론 섹스는 여러 정신적인 변수가 작용하긴 하지만 정액이 72시간 안에 회복된다는 것만으로 섹스를 하고 싶어지는 성적 마음이 회복되는 게 결코 아니라는 것은, 사오십 대를 지나가는, 아니 육십 대를 지나가는 우리 남성들이 더 잘 알 것으로 생각한다.

그러므로 섹스는 하되 사정 시 정액의 배출을 마음대로 조절하는 이 방중술 터득이야말로 섹스를 하면서 건강까지 지키는, 이 시대 최고의 생물학적 발견이라고 필자는 감히 글을 적는다.

남자들은 사정 후엔 다시 하고 싶어도 정액이 충만할 때 까지 섹스를 할 수도 없지만 곧바로 또 하고 싶은 생각도 들지 않는다는 것, 남자라면 다 공감하는 게 아닌가.

그러나 방중술을 터득해 섹스를 했을 때는 정액이 배출 될 때까지, 마음만 먹으면 지속적으로 섹스를 할 수 있다는 것. 필자가 의학자가 아니어서 이것을 의학적으로 어떻게 설명을 해야 할지 난감할 뿐이지만, 다음과 같은 얘기 정도는 필자도 알고 있다. 사정은 자율신경계에 의해 지배를 받기 때문에 사람이 의식적으로 막을 수 없다. 이를 막게 될 경우에는 정액이 이동하는 사정관에 정액이 계속 남아 요도염을 일으키게 되거나, 결혼 후 불감증, 성적인 불만족을 느낄 수 있다 라고 말하기도 한다. 이런 글도 있다. 우만위키에 올라 있는 정액에 관한 글을 소개하면 "한때 동양에는 정액을 남성의 기로 보아 사정하지 않고 섹스를 끝내는 것을 목표로 하는 방중술이란 기술이 있었다. 끈으로 동여매거나 사정의 순간 요도를 꽉 쥐어서 배출을 막는 등의 방법을 쓴다. 물론 섣불리 따라 하다간 병원으로 직행하는 수가 있으므로 시도할 생각은 절대 하지 마라."[2]라고 해 놓기도 했다. 하지만 필자 역시 방중술을 훈련할 때, 이런 방법도 될까 끈으로 묶거나 요도를 꽉 쥐어서 나오는 정액을 막아 보려고 해 본 경험이 있다. 그런데 이건 방중술도 아니고 이렇게 정액의 배줄을 막는 건 필자의 경험으로도 옳지 않은 방법이다. 그리고 묶거나 꽉 쥐어서 못나오게 막을 정도면 그땐 이미 괄약근에서 제어가 안 되고 요도를 지나 정액이 이미 배출되고 있는 것이다. 그리고 시중에서 판매하는 실리콘이나 옥으로 만든 링식의 기구가 있는데 이는 페니스 아랫부분에 끼워 나오는 정액을 못 나오게 해 발기를 연장시키는 기구다. 하지만 사정 시 정액이 나오는 요도 관과 사정 후 나가야 할 해면체 속의 혈액이 고무 링에 눌려 잠시 나가지 못하게 해서 발기를 연장시키는 방법인데, 이는 방중술과는 전혀 다른 제어 방법일 뿐만 아니라 나오는 정액을 내 의지로 차단하는 방법이 아니고 섹스를 할 때마다 링을 차야 하는 불편함을 감수해야 한다. 또한 사이즈가 안 맞아 조금이라도 크면 헐거워 제어의 기능이 반감되며, 또한 작으면 너무 조여 피부가 아프기도 하고 아주 불편하기도 한데 이는 필자도 연구를 목적으로 경험한 한 방법이기도 하지만 내 의지로 괄약근을 조

---

2) 「정액(체액)」, 우만위키, 2017. 2. 2. 수정, 2021. 10. 13. 접속, https://tcatmon.com/wiki/ 정액(체액)

여 정액을 차단하는, 방중술과는 전혀 다른 물리적인 방법이라는 걸 말씀드린다. 그리고 다시 본론으로 들어가 결혼 후 불감증 성적인 불만족 등 이런 얘기는 뒤에서(제2장 성의 시대적 변화 — '17. 인터넷에 많이 올라온 질문에 대한 견해') 설명해 놓았다. 방중술을 사용해 섹스를 하면 섹스하기 전과 같은 체력과 계속 섹스를 하고 싶다는 마음이 지속된다. 요도염이나 불감증 성적인 불만족과는 상관없이 40여 년 가까이 필자가 실천하며 잘 살아오고 있으니, 의학적인 위 얘기들의 이론과 실제는 다를 수 있다는 걸 말씀드린다.

이렇게 정액을 배출하지 않고 사정을 하고, 부부 관계를 끝내도 하고 싶은 생각이 사라지지 않고 계속 남아 마음만 먹으면 언제든지 또 할 수 있는 충만함이 생긴다는 걸 말씀 드리는 것이다.

여담이지만, 필자와 아내는 나이 차이가 열다섯 살이나 나는 부부다. 필자는 올해 육십 하고 초반으로 들어섰는데 경제적으로는 부부 이해가 있어 부부 싸움을 가끔 하지만, 섹스로 인한 부부의 트러블은, 이 책을 쓰고 있기 때문에 하는 말이 아니고, 가슴에 손을 얹고 제로라고 자신 있게 말할 수 있다. 물론 저자도 기계가 아니니 정신적 트러블이 있을 땐 실패하기도 한다. 그러나 문제가 있어 습관처럼 안 되는 건 아니니 위축되지 않는다. 이게 방중술을 터득한 자의 당당함이다.

이런 일도 미소 지으면서 읽을 만한 일화가 될지 모르겠지만, 필자 부부의 이야기다. 여건이 어려워서 10년쯤 살다 사십 대 후반에야 신혼여행을 가게 되었는데, 3박 4일 가서 3박 4일 동안 문밖 한 번 나가지 않고 밥 먹고 섹스만 하다 신혼여행을 마치고 돌아왔다면 믿어지는가? 신혼여행 가서 여행지 구경도 안 하고 섹스만 하다 신혼여행을 마치고 돌아온 부부도 흔하진 않을 것이라 생각이 든다. 그것도 결혼 생활 10년이 지나서 말이다.

필자가 이런 이야길 쓰는 이유는, 어려울 때 부부 관계만이라도 완만하면 부부의 삶이 힘들어도 그래도 사랑을 유지하고 이겨 낼 수 있는 힘이 되더라는 것이다.

방중술에는 그런 좋은 점이 있지만, 뿐만 아니라 다음과 같은 점들도 좋다.

터득하는 데 들여야 할 각종 명목의 지도비나, 장비 등을 돈 들여 살 일도 없고, 내 노력만으로 방중술을 터득해 격렬한 관계 후에 체력적으로도 심장박동의 격렬함과 체력의 회복이 빠르고(30초 이내 회복됨), 섹스 후 오는 피곤함과 노곤함, 졸림 현상 등을 느끼지 않아 일상처럼 바로 생활할 수 있다는 것. 이런 것들이 방중술의 우수함이며, 이것이 섹스를 하면서 건강을 지키는 방중술을 터득해야 할 이유이고, 필자가 방중술을 강조하는 이유이기도 하다.

그런데 이런 체력의 회복이 빠른 이유를 조금은 이해 할 수 있는 글이 우만위키에 올라와 있어 옮겨 본다.

정액에는 피로의 원인인 젖산 생성을 억제 및 분해하는 시트르산이 함유되어 근육통과 피로 해소에 도움이 된다고 되어 있고, 또한 김치와 같은 발효식품이나 요구르트 등 발효유제품에 다량 함유되어 있는 락트산도 함유되어 있다고 되어 있다.[3] 이런 것들이 정액을 방출하지 않고 사정하는 방중술과 연관되어 피로 회복이 빠른건 아닐까 추측해 보게 하는 부분이다. 아무튼 기를 잃지 않고 섹스를 할 수 있다는 것!

건강을 지키며 할 수 있는 건강한 부부 관계야말로 대한민국을 넘어 전 세계 모든 가장들과 성인, 청년들이 누릴 수 있는 행복이며, 그것이 바로 방중술을 알고 터득해야 할 이유라고 강조하고 싶다.

---

3) 「정액(체액)」, 우만위키, 2017. 2. 2. 수정, 2021. 10. 13. 접속, https://tcatmon.com/wiki/정액(체액)

5
남자의 전희

✦

이젠 신도 막을 수 없는 성의 시대에 들어선 것은 아닌가 착각이 들 정도다.

미국, 유럽, 일본에 비하면 아직 대한민국은 수위가 낮은 편이지만, 청년들의 성에 대한 인식과 사고가 갈수록 자유로워지고 높아지는 이 현실은 누구도 막을 수 없는 것 같다. 그로 인해 성 경험이 점점 빨라지고, 특히 여성들의 성 경험이 늘어나면서, 결혼 후에야 섹스에 대해 조금씩 알아가던 시대는 벌써 지난 것 같다. 남자는 여자의 질 속에서 피스톤 운동만으로도 사정할 수 있고 오르가슴을 느낄 수 있지만, 여자는 애무의 전희와 분위기, 그리고 아주 복잡 미묘한 과정에 의해 오르가슴을 느낀다. 그 타이밍을 맞출 줄 알아야 하는데, 그러기 위해선 사정을 조절할 줄 알아야 하고, 인내할 줄 알아야 하며, 부드럽고 강하지만 조급하지 않게 기다릴 줄 알아야 한다.

특히 경험이 많지 않은 젊은 분들은 의욕이 넘쳐 오래 애무를 했다고 생각하곤 하는데, 실질적으로 시간을 재 보면 몇 분 되지 않는 경우가 많다. 그것은 조급한 마음 때문이다.

그래서 여자가 오르가슴을 느끼느냐 느끼지 못하느냐는, 남자가 어떻게 리드하느냐에 달려 있다. 그에 따라 깊숙이 숨어 있는 성욕의 불꽃을 활짝 피우기도 하고, 그대로 꺼지고 마는 허무한 일이 되기도 하는 게 섹스다. 그래서 남자들의 인내의 전희가 섹스 성공의 90퍼센트 이상을 차지한다고 해도 과언이 아니다. 섹스를 하지 않고 애무만으로도 여자는 오르가슴을 느끼기도 한다고 한다. 그러려면 그만큼의 테크닉과 인내가 필요하고, 가장 중요한 건 상대를 위하고 배려하고 존중하는 진정한 마음이 뿌려져야 한다.

그 후에 섹스가 이루어져도 늦지 않으며, 흐르는 시냇물이 되고 강물도 되고, 그 강물이 걷잡을 수 없는 바다도 되는 감정과 질의 변화. 그것은 당신의 인내와 그 인내를 이끌어 줄 방중술에 달려 있다 보는 것이다.

6

괄약근 훈련과 방중술 터득의 어려운 점

✦

'3. 방중술은 무엇인가?'에서도 말했듯이 어떤 책에서는 발가락에 까지 힘을 주라고 하기도 한다. 그래서 이야기하는 것인데, 터득 초기 필자도 책대로 해 보니 항문의 괄약근만 가지고는 정액 나오는 것이 제어가 되지 않았다. 발가락에까지 힘을 주어 정액이 나오지 않게 해 보려고 몸부림했던 기억이 주마등처럼 지나간다. 하지만 이 방중술을 터득하고 나면 발가락에까지 힘을 주지 않아도 정액을 멈추는 데는 큰 힘이 들지 않는다. 이게 방중술 핵심이자 전부다.

이 훈련은 서로 사랑을 나눌 수 있는 연인이거나 부부라면 그나마 실전 훈련에서 도움이 될 수도 있다. 그러나 다른 운동의 훈련처럼 기구를 가지고 훈련하는 것도 아니고 운동장이 필요한 것도 아니지만, 이 간단한 내용이 터득하기 어렵고 힘든 것은, 다른 운동들처럼 보여 주며 연습할 수 있는 것이 아니기 때문이다. 총각이라면 혼자서 은밀하게 진행해야 한다는 것. 또한 남자들이라면 다 아는 사실이지만, 한번 사정을 하고 나면 정액이 다시 충만해질 때까지는 아무리 하고 싶어도 할 수 없다는 것. 그리고 잘 안 되더라도 운동선수들처럼 바로바로 반복 연습을 할 수가 없다는 것이다.

그래서 실전에 필요한 테크닉을 기르기 위한 보조 훈련을 많이 해야 한다. 이 방중술을 터득하기 위한 보조 훈련으로는, 바로 신체의 핵심 부위인 항문을 조이는 '괄약근 훈련'을 해야 하는 것이다.

그런데 미리 말씀드리지만 자위로 훈련할 때 괄약근의 힘으로 정액이 나오지 않게 성공했다 해도, 실제 섹스 때는 99퍼센트 실패할 수 있다. 하지만 실망하지 마시라. 이미 90퍼센트는 성공한 셈이다. 다만 몸이 자위행위로 연습한 자세와 훈련을 기억하고 있어 실제 섹스 자세에 대처하지 못해 사정하는 것뿐이다.

섹스할 때 괄약근을 조여 사정을 참는 것이 자위할 때 사정을 참는 것보다 괄약근에 몇 배의 힘이 더 들어간다는 얘기다.

그러나 자위할 때 사정 멈추는 것을 의지대로 성공했다면 섹스 때 괄약근의 힘 조절은 시간문제다. 그래서 자위 때 성공은 1단계 성공이라면, 섹스 때 사정을 멈출 수 있는 것을 2단계 성공이라고 한다. 그리고 마지막 3단계는, 3그램 정도 밖에 안 되는 양의 정액을 마음대로 조절해서 사정할 수 있을 때, 그것이 바로 완전한 성공이라고 필자는 말한다.

이 마지막 3단계는 2단계를 성공한 사람이라면 어느 날 자연스럽게 할 수 있는 단계이니 신경 쓰지 않아도 된다.

단, 괄약근 훈련으로 100퍼센트 정액 차단을 했다고 생각해도 삽입 전 요도에 나와 있는 한두 방울의 정액으로도 임신이 될 수 있으니, 피임을 목적으로 방중술을 사용하지는 마시길 바란다.

특히 이삼십 대 건강한 분들은 이 한두 방울의 정액으로도 임신이 될 수 있다는 사실을 기억하시라!

$$\equiv\!\!\!\equiv 7 \equiv\!\!\!\equiv$$

괄약근 훈련

✦

1) 괄약근이란?

괄약근은 신체의 특정 부분이 열리고 닫히는 데 관여하는 근육으로, 인체의 필요로 인해 소화 기관 등의 인체의 필요로 인해 소화 기관 등의 어떤 통로를 열고 닫는 것을 제어한다. 조임근이라고도 한다.

인체의 중요한 부위만 꼽아 보면 다음과 같다.

동공: 홍채에 있는 근육. 동공을 수축시킨다.

눈둘레: 눈을 감는 작용을 한다.

입둘레: 입을 닫고 오므리는 작용을 한다.

상부식도: 식도 상부. 음식을 삼킬 때 열려 음식물이 식도로 들어가

게 한다.

하부식도: 식도와 위의 경계 부위에 있는 근육. 수축하여 위산이나 위의 내용물이 식도로 역류하는 것을 막아준다.

날문(유문): 위와 십이지장의 경계 부분. 음식이 위에서 십이지장으로 넘어가도록 해 준다.

돌막창자(회맹): 작은창자와 큰창자의 경계 부분. 큰창자의 내용물이 작은창자로 역류하는 것을 막아 준다.

오디: 바터 팽대부를 통해 샘창자의 두 번째 부분으로 소화액이 샘창자로 들어오는 것을 조절한다.

요도: 방광으로부터 소변이 배출되는 것을 조절한다. 따로 'PC 근육'이라고도 칭한다.

항문: 대변의 배출을 조절한다.[4]

위에서 보듯 우리 인체엔 여러 괄약근이 있지만, 방중술에서 훈련해야 할 괄약근은 항문을 오므렸다 폈다 하는 내항문 괄약근과 외항문 괄약근이다.

이 둘은 모두 항문 주변 괄약근으로, 이 괄약근을 조여 정액을 정지시켜 배출되지 않게 하는 것이 방중술의 핵심이다. 그래서 터득 후라도 괄약근 조이는 이 연습을 운동선수들처럼 늘 해야 괄약근의 힘을 키울 수 있다

---

4) 「괄약근」, 나무위키, 2021. 9. 9. 수정, 2021. 10. 13. 접속, https://namu.wiki/w/괄약근

2) 괄약근 조이기 운동

먼저 장소는 의자나 소파 위, 방바닥이나 전철이나 버스 안 어디든, 앉거나 서거나 잠시라도 멈춰 있는 곳이면 어디서든 할 수 있다.

오줌을 누다가 중간중간 멈추었을 때 항문의 주위로 힘이 가해지는 곳이 괄약근이다. 훈련 방법은, 숨을 크게 들이마시고 천천히 내쉬면서 이 부위를 훈련하고 단련해서, 나오는 정액을 괄약근의 힘으로 멈추게 하는 것이다.

숙달이 되면 숨을 들이마시지 않고 괄약근 훈련을 해도 무방하다.

이렇게 괄약근을 3초간 조였다가 푸는 것을 3분 동안 반복한다.(이 운동을 여자분들이 하면 질을 강화하는 케겔 운동이 된다. 케겔 운동에 관해서는 잠시 후 뒤에서 다룰 것이다.)

이 훈련이 잘되면 다음 단계엔 시간을 조금 늘려 5초간 조이고 푸는 훈련을 3분 동안 한다. 이렇게 '10초간을 3분 동안 반복하게 될 때까지 괄약근 운동을 매일 반복하다가, 괄약근에 힘이 생겼다고 느낄 때쯤 시험을 해 보라. 자위를 하든 부부 관계를 하든 사정 시 정액을 훈련한 괄약근에 힘을 주어 멈춰 보라. 제어가 된다면 아마 요도관으로 나오던 정액이 괄약근의 힘에 의해 힘준 부위쯤에서 다시 거꾸로, 마치 당구의 '빨아치기(힛끼)'처럼 쭈욱 빨려올라갈 것이다. 그때 사정한 것과 같은 쾌감을 느끼면서 사정은 끝나지만 정액을 배출했을 때와는 완전 다른 반전이 일어난다. 바로, 정액을 배출했을 때와는 완전 다르게 발기가 죽지 않고 지속된다는 사실이다.(만약 안 되면 더 훈련하라. 괄약근의 힘으로 나오려 하는 정액을 멈출 수 있을 때까지.) 2,000년 전 중국의 많은 성 전문가와 연구가들이 밝혀냈다는, 섹스를 하면서 건강을 지키는 방중술의 비밀이 여기에 집약되어 있다. 정액을 밖으로 배출하기 전까진 체력만 된다면 몸이 계속 섹스를 하고 싶어 한다. 물론 이는 뇌에서 그런 반응을 먼저 인식해서 그런 반응이 오는 것이겠지만 그 이유를, 필자가 의학도가 아니니, 필자의 경험상 느낌을 적어 본다면 분명 뇌에서는 정액을 배출하도록 자율신경을 통해 명령을 내렸는데 정액이 밖으로 배출이 되지 않으니 뇌에서 이를 감지하고 정액을 배출하도록 계속해서 발기를 시키는 게 아닌가 생각한다. 이런 방법으로 두세 번 정도 사정을 참으면, 개인적인 차이는 있겠지만 그이후부턴 시간을 초월한 섹스를 할 수 있다. 물론 이 섹스를 맞춰갈 상대방도 체력적으로나 건강상 문제가 없어야 하며, 무의식적으로 몸이 반응하는, 선천적 타고난 리듬을 탈 줄 알아야 한다. 그래야 몸이 피곤해 지치지 않고 2장 8번 열 시간의 섹스도 10분같이 즐길 수 있다. 심지어는 더한 섹스도 가능해진다. '현실에서 영원한 즐거움을 누린다'는 중국 토속 종교인 도교의 교리처럼, 음양의 순환이 시간을 초월하고 섹스를 하면서 서로의 기가 교통함으로 건강을 지킨다는 방중술의 원리가 이것인 것이다. 그러나 그 장대한 출발도 괄약근 훈련부터라는 것을 잊지 마시라. 그렇지만 의욕이 앞서 처음부터 많은 양의 운동을 하고 힘들어 포기하는 것보다, 조금씩 이라도 매일 하는 게 굉장히 중요하다. 만약 시간을 정해 놓고 연습하기도 어려우면, 일상생활 하면서 서 있을 때건 앉아 있을 때건 괄약근을 조이고 풀기를 습관처럼 해야 한다. 그리고 화장실 가서 오줌 눌 때마다 끊어서 누는 것도 괄약근 운동에 많은 도움이 된다. 이는 방중술 터득의 가장 기본적인 훈련이며, 이 훈련이야말로 괄약근에 힘을 기르는 방중술을 터득하느냐 못 하느냐를 결정지을 수 있는 가장 중요한 훈련이라고 말씀드린다. 그런데 의사 선생님 중에는 요도염에 걸릴 수도 있다고 오줌을 끊어서 싸지 말라고 하시는 분도 있다. 하지만 세상에는 이론과 실제가 서로 다른 일들이 너무 많이 존재한다는 것을 잊지 마시라!

이론대로라면 필자는 요도염으로 수없이 병원을 찾아야 했겠지만, 예순이 넘은 지금까지 딱 한 번 요로결석으로 병원에 가 본 일이 있고, 이비인후과는 지금까지도 가 본 적이 없다.

이렇게 익숙해지면 시간과 횟수를 늘려 연습하는 건 각 개인의 의지와 능력의 몫이다. 이 연습은 방중술 터득 후에도 우리가 매일 밥을 먹는 것처럼, 운동선수가 매일 운동 연습을 하는 것처럼, 괄약근의 힘을 유지하기 위해 해야 할 훈련의 기본 중에 기본이다. 이렇게 훈련하다 보면 괄약근에 힘이 생겨 매일 훈련하지 않아도, 개인차는 있겠지만 제어가 될 때가 있으니 그때까진 훈련을 게을리하지 않길 바란다.

3) 케겔 운동

케겔 운동 얘기가 나왔으니 짚고 넘어가 보자.

케겔 운동Kegel exercise은 1948년, 미국의산부인과 의사 아놀드 케겔Arnold Kegel이 최초로 개발한 골반저근(PC 근육) 부위의 운동 방법으로 출산이나 노화로 인해 늘어진 골반근육을 강화시켜 여성의 요실금을 치료하기 위해 개발되었다. 그러나 이 운동이 성감을 촉진시키는 데 효과가 있다고 밝혀지면서 성 기능을 향상시키는 운동으로 널리 퍼지게 되었다. 영어로는 PFEPelvic Floor Exercise라고도 한다.

다른 부위의 근육에는 힘을 주지 않고 항문 주위 근육에만 힘을 줘서 수축과 이완을 반복하는 것. 간단히 말하자면, 숨을 크게 들이마시면서 항문에 힘을 5초 정도로 준 뒤 서서히 힘을 빼는 동작을 반복하면 된다. 또는 소변을 중간에 끊어서 눌 때처럼 근육을 조였다 풀기를 반복하는 것이다.

여성은 PC 근육(골반저근)이 강화되면 질의 조이는 힘이 강해진다. 이는 성관계를 할 때 질의 수축을 의도적으로 조절할 수 있으며 오르가슴을 더 강하게 하며, 질을 더 민감하게 만든다는 효과가 있는 것이 밝혀지면서 성 기능 강화운동으로 더 많이 주목받게 되었다 한다. 다만 위와 같은 효과를 제대로 보 려면 히 루 최소 100회 이상을(단 개인의 차가 있을 수 있으니 횟수는 늘려 가면 되므로 처음 하시는 분이라면 자기의 체력에 맞게 시작해서 수개월 이상 꾸준히 시행

해야 한다는 것을 말씀드린다.[5]

⁴) 괄약근 냉마사지 하기

이 방법은,

① 가을, 겨울과 봄인 10월 초~5월 말

② 늦봄, 여름과 초가을인 6~9월

둘로 나누어 훈련하면 좋다. 바쁜 현대인들이 특별히 시간 내서 훈련하지 않아도 할 수 있는 방법이다. 6~9월은 물이 차갑지 않아 훈련의 영양가가 별로 없기 때문에 다른 방법으로 훈련한다.

다음은 방법 ①인 가을, 겨울과 봄인 10월 초~5월 말의 훈련 방법이다.

이 방법은 샤워할 때마다 할 수 있는 훈련으로, 샤워하기 전 쭈그리고 앉아서 찬물만 틀어 놓고 샤워기로 괄약근에 뿌려 주면 된다. 샤워기는 쭈그리고 앉아 괄약근에 가까이 갖다 댄 다음 물을 튼다. 겨울엔 잠깐 방심하면 수압에 의해 샤워기의 차가운 물이 몸으로 뿌려져 훈련 의지가 반감 될 수 있다. 사소한 것에도 항상 주의하시라. 그리고 꼭 샤워기를 괄약근에 가까이 갖다 댄 다음 틀

---

5) 「케겔운동」, 나무위키, 2021. 9. 17. 수정, 2021. 10. 13. 접속, https://namu.wiki/w/케겔운동

어야 한다는 것!

그런데 이 방법은 날씨가 추울수록 물이 차가워서 효과는 크지만, 쭈그리고 앉아 괄약근에 물을 뿌릴 때 허벅지와 두 발로 차가운 물이 튀는 것이 조금 불편하다.

그러나 본인이 훈련하기 좋은 방법을 찾아 훈련할 수 있다면 그것도 한 방법이 되며, 이렇게 항문과 고환 사이 회음부 괄약근에 찬물을 뿌려 준다.

단, 이 방법 역시 사람마다 개인적 차이가 있을 수 있다. 그러므로 몇 초를 하고 몇 초를 쉬고, 몇 분을 하고 몇 분을 쉬고 하는 이런 방법보다는, 개인에 맞게 훈련하면서 시간을 늘려 가는 것이 경험상 괄약근 힘 기르는 훈련에 효과적이라 하겠다. 예를 들면, 찬물 나오는 샤워기를 괄약근에 갖다 대면 괄약근 주위의 근육들이 본능적으로 수축이 되면서 힘이 간다. 이를 참을 수 있을 때까지 참았다가(겨울철엔 10초 정도만 해도 괄약근이 얼어 오는 것 같고, 참다 보면 두통이 올 수도 있음) 샤워기를 끈 후 괄약근의 힘을 풀고 괄약근이 원상태로 돌아온 것 같으면 또 샤워기를 갖다 대는 식이다. 이것도 어려우면 요즘은 비데가 많이 보급되어서 비데가 설치된 곳에선 비데를 이용하면 된다. 샤워기보단 효과가 조금은 떨어질 수도 있지만, 물이 차가운 계절(11월부터 이듬해 5월 사이)에 찬물로 비데 후 그대로 항문 주위 괄약근에 계속적으로 찬물을 가하면, 닿는 순간 본능적으로 괄약근에 힘이 가게 되어 있다. 그러니 화장실

갈 때마다 비데의 찬물로 괄약근을 조이고 푸는 훈련을 하면 훈련에 많은 도움이 된다(절대 미지근하고 약한 단계로는 안 됨). 그런데 자동 비데의 단점이라고 하면, 찬물과 수압 세기 등을 끄고 켜는 버튼 조작을 해야 하는 번거로움이 있고, 결정적으로 어느 정도 훈련이 된 후에는 물줄기가 가장 센 단계도 약하게 느껴진다는 것이다.

훈련하기에는 수동 비데가 더 편리하고 효과가 있다.

자동 비데 중에는 오래 사용하고 있으면 자동으로 물줄기가 끊기는 것도 있다. 이는 비데의 과부화를 막기 위함인지는 모르겠지만, 이 물이 끊기는 시점이 괄약근이 버티기 힘든 가장 최고점에 이를 때쯤이다. 이때 물이 스톱되면 괄약근에 힘을 주는 훈련의 효과가 반감된다(다시 나올 때까지 기다려야 하기 때문). 마치 헬스 웨이트 트레이닝 시 더 이상 버티기 힘들 때 한두 번 더 해 주는 반복 운동이 근육에 큰 효과가 있는 것처럼, 괄약근 훈련도 최고점에 이르러 더 이상 버티기 힘들다고 느낄 때 몇 초간 더 버티는 그 시점이 괄약근에 힘이 가장 많이 생기는 때이기 때문이다.

그래서 비데를 새로 설치할 예정이라면, 수동 비데를 추천한다. 디자인과 기능은 자동보다 떨어지지만, 수동 비데는 기능도 단순하고 수압도 자동 비데보다 강하다. 가격도 많이 싸다(2020년 기준 3만~5만 원대 수준, 단 설치는 개인이 할 수도 있고 기사님이 출장 설치 시 설치비는 예외). 그리고 수동 비데는 손으로 정지시키지 않는 한 자동 비데처럼 물이 스톱되거나 과부하 방지를 위해 정지되는 일도 없다. 조작이 간단해서 편리한 점도 수동 비데의 장점이다.

필자가 훈련을 시작하던 당시엔 가르쳐 주는 사람도, 도움을 줄 사람도 없어서, 필자 혼자 참으로 무식하게 훈련을 했던 생각이 난다.

첫째, 사정하려는 순간 코로 들이마신 공기를 힘을 주어 단전에 모으고. 둘째, 동시에 항문의 괄약근에 힘을 주어 수축시키고. 셋째, 발가락을 구부려 강한 힘을 주면 나오는 정액을 멈출 수 있다.

이 방법 하나만 붙들고 훈련했던 기억이 주마등처럼 스치곤 한다. 모든 훈련 방법 속에는 어떻게 해야 효과적이고 어떻게 해야 사정을 멈출 수 있는지에 대한 이론만 있을 뿐, 정확한 방법을 가르쳐 주는 책자나 물어볼 사람이 없었다. 혹독한 훈련과 시행착오를 많이 겪었던 기억이 난다.

예를 들어 따뜻한 계절엔 콜라병을 얼려 괄약근에 갖다 대었다 떼는 것을 수없이 반복했다든가. 한겨울 추운 날에도 쪼그려 앉아 머리가 깨질 것 같은 통증이 올 때까지 샤워기의 찬물을 괄약근에 뿌리는 훈련을 반복했다든가 하는, 그런 기억들이 스치기도 한다.

지금은 세상도 많이 변하고, 훈련하기 좋은 시대인 것 같다. 위의 방법이 아니라 하더라도, 본인이 할 수 있는 본인에게 맞는 방법이 있으면 찾아서 훈련하는 것도 좋다. 이 과정을 지나 방중술을 터득했다 하더라도, 기본 훈련인 괄약근에 힘주는 훈련을 일주일에 몇 번씩만이라도 해 주면 괄약근 힘 유지에 효과가 크다. 40년이 지났지만 필자도 괄약근 조이는 훈련을 지금도 하고 있다. 이

점을 말씀드리는 건, 많은 일들이 그렇듯 '유지하는 것'도 괄약근 힘 기르기에 중요하기 때문이다.

물론 이 방중술은 한번 터득을 하면 자위든 연인과 함께든 부부 관계든 성생활을 하고 살아가기 때문에 자연 훈련이 되기는 한다. 하지만 몇 분씩만이라도 매일 잊지 않고 괄약근 훈련을 해 준다면, 그 작은 시간들이 모여 우리의 건강에 지대한 영양을 미치는 게 아닌가 생각한다.

8
귀두 단련

✦

방중술과 함께 귀두의 예민함을 둔하게 만들기를 원하는 분들에게는 꼭 필요한, 가장 빠른 방법이다.

필자도 방중술 훈련과 함께, 귀두의 예민함을 둔하게 한다는 소문으로 떠도는, 방법들은 다 해 봤다고 해도 과언은 아니다. 그런데 빠른 시간 내에 귀두의 민감함을 잡을 방법은, 그런 소문 속 방법들로는 되지 않았다.

지금 생각해도 내가 이 방법을 어떻게 생각을 하게 되었는지 모르겠다. 많은 발견은 우연한 기회에 찾아온다고 했던가!

어느 날, 정전이 되어 켜 놓은 촛불을 무심코 바라보고 있었다. 금방이라도 떨어질 것처럼 촛농이 고여 있는 촛불을 보고 있다가, 갑자기 '저 촛농으로?' 하는 생각이 뇌리를 스치고 지나갔다. 그 초를 바로 들어 손등 위에 한 방울 떨어트려 보았다. 뜨겁긴 했으나, 참을 만하겠다는 생각이 들었다. 바로 귀두에 떨어트려 보기로 했다.

그러자 페니스가 나의 생각과는 상관없이, 마치 생명에 위협이라도 느낀 듯 미리 알아서 탱탱한 발기로 방어를 했다. 한 방울을 떨어트린 순간, 손등 피부와 귀두 피부의 민감한 정도가 다르다는 걸 미처 생각하지 못했었다는 사실을 깨달았다. 귀두에 떨어진 그 첫 한 방울의 촛농은, 마치 220볼트의 전기를 물 묻은 맨몸에 갖다 대는 것보다 더한 것 같은 충격을 주었다. 한 방울 두 방울 촛농이 떨어질 때마다, 그 횟수에 비례해 전기의 볼트 수가 올라가고, 페니스는 떨어지는 촛농에 의해 마치 바위라도 뚫을 것 같은 기세로 발기되어 저항했다.

촛농이 귀두 전체를 하얗게 감쌌을 때쯤이면 뜨거운 감각도 멀어져 간다. 그리고 온몸은 마치 진공상태에 있다가 튕겨져 나오는 용수철처럼, 긴 한숨과 함께 긴장 상태에서 풀려 나온다.

촛농이 다 식으면 마치 쇳물을 부어 만들어 낸 주물처럼, 귀두 모양을 한 굳은 촛농이 떨어져 나온다.

예민함을 둔하게 하는 데는 가장 빠르고 효과적인 방법이다.

이 방법은 필자도 방중술을 터득하던 3년 동안 일곱 번 정도밖에 하지 못했던 기억이 난다(촛농 훈련을 한 세 번 하고 나면 그 뒤부턴 처음처럼 뜨겁진 않다). 방중술과 함께 섹스를 잘해 보고 싶다는 생각 하나에 꽂혀 있을 때라 했던 것이지, 지금 생각해 보면 어떻게 그런 생각을 했으며 또 그걸 실행했는지 필자 스스로도 이해가 안 될 때가 있다. 하지만 발기된 귀두에 처음 촛농을 떨어트리면 정말 뜨겁고 온몸의 피가 정지하는 것 같다. 그리고 귀두가 불그스레 약간 부어올라 따끔하긴 하지만 며칠 참고 지나면 괜찮아서 크게 생각하지 않았는데, 그렇다고 병원도 갈 수 없었다. 병원에 무어라 설명을 할 것인가? 필자가 의사여도 너무 어이없고 황당한 일 아니겠는가! 그냥 참았다. 그런데 약을 먹거나 바르지 않아도 이삼 일이 지나면 부작용 없이 아물었다. 고통스럽고 힘들었던 만큼 결과는 무지 빠르고 큰 효과가 있었다. 즉, 이 귀두 훈련과 방중술의 터득은 창과 방패를 모두 얻는 것과 같다.

다음의 얘기는 여담이지만, 필자가 왜 이토록 혹독한 훈련을 했는가 하는 솔직한 필자의 고백이다.

벌써 40년도 더 지난 철부지 어린 시절 얘기이다. 필자가 이런 훈련을 하게 된 이유가 있었다. 고등학교 2학년 때 한 다섯 살 차이 나는 아는 누나가 있었다. 지금 생각하면 성적으로 많은 경험이 있었던 누나였던 것 같다.

나는 2년 뒤 대학에 합격하고 3월 입학 때까지 신나게 놀았다. 이미 마음은 대학생이 되어 있었다. 그 누나도 대학 입학을 축하

해 준 사람 중에 한 명이었으나, 그게 계기가 되어 제법 가까운 사이가 되었다. 물론 결혼을 생각한 것도 아니었고, 어린 날 미래 신랑감으로 생각하는 건 더더욱 아니었다는 걸 필자도 느낌으로 알았다. 철부지 필자로선 무지무지 귀엽다고 잘해 주는 그 누나가 싫지만은 않았다. 결정적으로 어느 날 어떻게 단둘이 같이 있게 되었다. 대학 입시가 끝나고 당시 고3 졸업생이었던 필자가 알고 있던 온갖 이론으로는, 잘할 수 있을 줄 알았으나 몸이 제어가 되지 않았다. 훈련되지 않은 방중술도 필요가 없었다. 내 자존심을 때리는 그 한마디가 40여 년이 지난 지금도 기억에 남아 있다. "아— 안 돼. 아직 사정하지 마!" 그렇게 끝이 나고, 내가 한 대 피고 싶었던 담배를, 그 누나가 불을 붙여 피웠다. 누나가 내뱉는 그 긴 한숨 속에 날아가는 하얀 연기들이 필자를 비웃으며 흩어지는 것 같았다.

그때 그 누나가 남녀의 섹스에 대해서, 그리고 남자가 알아야 하고 감당해야 할 테크닉이며 기교 등에 대해 많은 얘기들을 해 주었다.

다섯 살의 나이 차이는 있었지만, 나는 그 누나에게 잠시나마 뭔가 남자이고 싶었다. 하지만 누나에게서 그런 얘기를 듣고 나서는 그런 마음을 웃으면서 버렸다. 겉으론 웃고 있었지만 그렇게 섹스로 인해 남자의 자존심이 얼마만큼 초라해질 수 있는지를 그때 알게 되었다. 섹스를 잘해야 한다는 것도 그때 알았다.

아마 그런 계기가 있어 와신상담 무식한 선무당 잡을 뻔한 훈련도 해내지 않았나 싶다. 지금 책을 쓰며 돌이켜 보니 웃음도 나오는 일이지만 그 방법에 후회는 없다. 그 시절로 다시 돌아간다 해도 나는 그 촛농 훈련을 다시 택할 것이다.

사람마다 견해와 능력과 의지에는 차이가 있다. 그러므로 강요할 수 있는 일은 아니지만, 내가 절실하게 할 수 있다고 생각한다면 6개월이면 충분히 터득할 수 있는 일이다. 독자들은 필자의 책을 통해 어떻게 했을 거라는 걸 간접 경험이라도 해 보고 실행할 수 있겠지만, 필자는 아무것도 모르는 채, 가르쳐 주는 사람도 없이 오로지 스스로 맨바닥에 헤딩 하면서도 해냈기 때문에 3년의 시간이 걸렸었던 거라 생각 한다.

이 글을 읽는 독자 여러분도 충분히 할 수 있을 뿐 아니라, 방중술과 함께 귀두의 예민한 부분을 둔하게 하는 가장 빠르고 효과적인 방법이긴 한데, 결혼 전 싱글일 때 터득하기를 필자는 권하고 싶다. 결혼을 하고 나이가 들면 부부간 섹스의 타성에 젖어 그렇게까지 해야 되나 하는 생각에 주저하게 되고, 그럴 용기가 솔직히 나지 않을 수도 있다. 바로 그것이 이 책을 봐야 할 이유이기도 하다. 촛농 한 방울 떨어뜨려 봐서 더 이상 할 수 없을 것 같다는 생각이 들 때, 160센티미터의 왜소한 필자도 해냈다는 걸 떠올리고 훈련하면 해낼 수 있을 거라 확신한다. 이 모든 훈련은 누가 해 줄 수 있는 일이 아니다. 아니, 어떤 일이든 오로지 니의 선택과 의지에 달려 있는 것 아니겠는가!

9
운동과 보약

✦

이 세상에 섹스에 관심이 없는 남자도 있을까?

나 같은 쓰라린 경험이 있는 분도 있을 것이고, 사정 시간을 조절하기 어려운 분도 있을 것이고, 정말 파트너와 함께 사정하기를 원하는데 그러지 못하시는 분도 있을 것이고, 그리고 필자처럼 부부간에 나이 차이가 많이 나는 분들도 있을 것이고…. 이 모든 분들은 이 책을 보고 훈련한다면 꼭 자신감을 회복할 것이다. 이삼십 대는 물론이고, 오륙십 대 이후의 섹스에도 반드시 큰 자부심을 가지게 되리라 확신하는 바다.

그러나 섹스에 본능적으로 타고난 분들도 있다. 그런 분들은 혹시나 뭐 이런 훈련까지 하냐고 그러실 수 있겠다. 하지만, 과연 오륙십 대 이후에도 누구나 이삼십 대처럼 섹스를 할 수 있을까!

젊어서는 섹스에 대해 나름 자부심을 가지고 계시는 분도 많을 거라 생각한다. 남자는 평균 사십을 바라보면서 체력적으로나 정신적으로나 섹스의 감이 이삼십 대처럼 빨리 회복되지 않을 뿐만 아니라, 내 의지는 충만한데 고개를 들다 말고 갑자기 고개를 숙이는 남자들과, 아예 고개를 숙여 버린 남자들도 나오기 시작한다. 그러면 기력에 좋다는 보약을 찾기 시작하는데, 그때는 이미 체력이 바닥인 것이라 봐야 한다.

이때부터 보약을 먹는다 해도, 말 그대로 몸의 신체적 리듬을 잠시 끌어올려 주는 효과는 있을지 모르지만 내 몸의 근육과 정신을 건강하게 해 주지는 못한다. 어쩌면 마음적으로는 위안이 될지 모르나, 체력적인 건강에는 결국 운동밖에 없다는 것을 말하고 싶어 이 글을 적는 것이다. 비교를 한번 해 보자.

운동을 늘 규칙적으로 하는 사람과, 보약을 늘 잊지 않고 먹는 사람의 체력이 같을까? 어떤 일이나 운동을 하고 나서 근육이 쑤시고 아프다면 평상시 운동이 부족해서 그렇다고 말하지, 보약이 부족해서 그렇다고는 말하는 경우는 거의 없다.

그리고 우리 남자들, 군대에 다녀온 사람들은 이해가 되리라 생각한다. 훈련받을 때 정말이지 얼마나 힘이 드는가? 그런데 그 훈련, 보약 먹으면서 마쳤는가?

몸으로 구르고 때우며 훈련하다 보니, 그것이 규칙적인 운동이 되어 몸의 근육이 훈련에 적응할 수 있도록 튼튼하게 된 것 아닌가? 그래서 보약보단 규칙적인 운동이 건강에 좋다는 것이다. 또 하나, 운동을 평상시에도 늘 규칙적으로 하는 사람은, 어떤 힘든 일을 했을 때 근육이 피로해도 회복이 빠르다. 그렇다면 운동이 보약보다 나은 것이다. 그러나 보약만 늘 챙겨 먹는 사람이 똑같이 힘든 일을 했는데 근육이 아프고 피로가 빨리 회복되지 않는다면, 보약이 체력을 튼튼하게 해 주는 것이 아니라고 충분히 말할 수 있는 것 아니겠는가? 운동하면서 보약을 같이 먹는다면 더 바랄 게 없겠지만, 필자의 체험으론—전문적인 운동선수가 아닌 이상—보약까지 따로 먹지 않아도 규칙적인 운동과 일반적인 음식만으로도 건강한 노후를 보낼 수 있음을 확신한다. 그래서 우리의 보약은 웅담, 뱀, 개구리 등이 아니라 바로 운동과 음식, 그리고 '방중술'이라고 필자는 늘 강조하고 싶다. 그것이 필자가 이 책에서 말하고 싶은 것 중 하나다.

필자는 어릴 때 몸이 병약해 병치레를 많이 했다. 그 병약한 체력을 극복하고 지금은 운동과 방중술로 이렇게 책까지 쓰고 건강하게 살아가고 있다. 한때는 왜 이렇게 키도 작고 병약하게 세상에 나왔나, 차라리 어머니 배 속에서 그냥 죽어 세상에 나오지 말지, 그런 불평과 원망이 있을 때가 있었다. 그런 마음과 태도로만 살았다면 지금의 내가 있었을까.

한때는 오직 나의 노력으로만 건강을 지키는 방중술을 터득한 줄 알았다. 하지만 만약 내가 건강한 보통 아이들처럼 태어나서 자랐다면, 음악을 하겠다고 집을 나와 징글징글한 고생과 고난을 겪지 않았다면, 건강을 찾기 위한 노력도 인생을 찾기 위한 노력도 단언컨대 결코 하지 않았을 것이다. 그것을 생각하면 신은 고난을 통해서 겸손을 알게 하고, 타인의 아픔을 눈에서 마음으로 보시게 하는 긍휼을 알게 해 주셨다는 걸 깨닫게 되지 않나, 감히 지면에 적어 본다. 그래서 방중술도 체력과 마음의 인성이 뒷받침되지 않은 채 터득하는 것은 오히려 건강과 세상에 독이 될 수 있음을 명심하기 바란다.

그러므로 오륙십 대 이후의 건강한 섹스를 위해서라도 방중술과 함께 운동은 젊었을 때부터 꾸준히 해야 하고, 자신의 성 인지 수양도 게을리하지 말아야 한다. 또한 섹스는 상대방의 마음을 얻는 존중의 약속이며, 펜 끝보다 강한 마음에 새기는 몸의 언어임을 잊지 마시라. 상처를 주는 섹스는 결코 하지 않는, 따뜻한 마음을 가진 독자 여러분이 되시길 바란다.

제 **2** 장

성의
시대적 변화

—≋ 1 ≋—
성의 시대적 변화

✦

성에 대한 생각도 시대에 따라 변한다.

필자가 십 대였던 70년대의 또래 여자아이들과, 40년도 더 지난 지금의 십 대 여자 아이들의 성에 관한 생각들을 비교해 본다면 어떨까. 아마도 남자들보다 더 적극적이고 드세진 것 같고, 오히려 남자아이들이 순해지고 약해진 것 같다는 생각이 든다(물론 다 그런 건 아니겠지만…).

그건 아무래도 경제적으로 독립할 수 있는 여성 권리의 신장이 누구도 거부할 수 없는 자연스런 시대적 배경이 되고, 여성들도 성에 대해 많은 지식을 가지고 섹스를 하는 데서 오는 큰 시대적 변화라 생각한다.

필자가 이삼십 대 때였던 70, 80년대만 하더라도 펠라티오나 커

닐링쿠스는 정말 사랑하는 사이나 섹스에 개방적인 연인이 아니고
는 엄두도 내지 못하는 일이었다. 반면 요즘 세대는 젊은 여자들도
남자의 페니스를 빨고 애무한다거나, 남자의 성기를 크림이나 오일
을 발라 강약의 터치로 자극을 주거나 만지는 게 어색한 일이 아닌
시대가 된 걸 보면 더욱 그런 생각을 하게 된다. 여러 성에 관한 연
구 보고서에 따르면 남성이 여자의 성기를 보고 커닐링쿠스를 하
면서 시각적인 성적 자극과 흥분을 더 느끼는 것처럼, 여성도 남성
의 페니스를 잡고 빨고 만지면서 시각적, 성적 흥분을 더 많이 느
끼며 펠라티오를 한다고 한다. 그 흥분의 최고점이, 개인적인 차이
는 있겠지만, 통계적으로 남자가 섹스를 하다 사정 시에 밖으로 페
니스를 빼서 여자의 몸에 뿌리는 체외 사정을 볼 때라고 한다. 그
순간 가장 흥분하며 호기심과 놀라움과 위안을 느낀다고 한다.

또한 자기의 질 속에 있다 나온 젖어 있는 강한 페니스에서 튀어
나오는 정액을 보며 사랑의 만족을 느낀다는 통계도 있다.

그러나 이 체외 사정은 흥분과 호기심으론 충분한데, 자주 사용
하지 않을 것을 권한다.

진정한 섹스의 교감을 잃을 수 있기 때문이다.

이런 걸 볼 때 여성들의 막을 수 없는 시대적 변화, 많은 성의 지
식과 성의 평등으로 인해, 남자들에겐 살아가기가 더 벅차고 경쟁
이 더 치열해지는 현실 속에서 오는 정신적 육체적 부담감은 자연
스런 섹스의 조기 쇠퇴를 예고하고 있는지도 모른다.

결혼 적령기를 앞둔 청춘남들이여! 그리고 부인과 함께 한 이불을 쓰는 남자들이여, 어떻게 할 것인가! 이젠 섹스도 보이지 않는 스펙의 시대에 들어서고 만 것 같다는 느낌이 필자만의 생각일까?

그 대안을 『NO 사정 방중술』에서 한번 찾아보시길 바란다!

2

⟨지상렬의 노모쇼⟩

✦

　여성의 성에 관한 토크쇼인 성인 오락 채널 'TV VIKI(비키)'. 프로그램명은 ⟨지상렬의 노모쇼No More Show⟩. 개그맨 지상렬 씨가 진행하는 성인 19금 토크쇼다.

　나오는 여성 패널들이나 길거리 인터뷰나, 모두가 시대적 성의 문화를 반영이라도 하듯 그 토크 주제인 성에 대해 자신의 생각을 거리낌 없이 얘기하는 것을 보고 필자도 조금은 당황스럽기도 했다. 그러나 바뀐 우리 젊은이들의 성에 대한 생각을 거의 여과 없이 반영하는 이 프로그램은 성의 시대적 변화를 그대로 보여 주는, 이 시대의 현주소라 해도 과언은 아닐 것 같다는 생각을 히게 된다.

　인터뷰 주제 중 가장 변화한 시대적 인식이, 결혼 전 섹스에 대한 개념 자체가 무너진 것 같다는 생각을 했다. 남자 친구가 테크닉이 부족하다면 어떻게 하겠냐는 질문에 만나지 않겠다고 하는 인터뷰도 있었다. 테크닉이 좋은 남자와 없는 남자 중 어떤 남자를 선택할지 보드에 테이프로 표시 하라는 물음에, 테크닉이 좋은 남자 쪽에 일방적으로 많은 테이프가 붙어 있다거나, 심지어 남자가 테크닉이 있는지 없는지 결혼 전 섹스를 해 보고 결정하겠다는 대다수의 패널. 또한 여자에게 맞는 남자의 사이즈 이야기 등, 인터뷰 참가자들의 거침없는 답변이 변한 시대적 섹스 문화의 현주소를 보여 주고 있다는 생각을 한다.

물론 그들이 대한민국의 모든 여성의 생각을 대변한다고 할 수는 없다. 다만 많은 사람들이 볼 수 있는 케이블 방송의 프로그램이 성을 주제로 편성되어 방영된다는 것은, 미국과 일본과 많은 유럽 국가들이 그랬듯, 우리도 변화하는 성의 본능적 흐름의 욕구를 자연스럽게 공유하는 그런 시대에 들어선 것이 아닌가 생각하게 되는 것이다. 인기 또한 높아 시즌 6까지 방영되는 것을 보면, 앞으로 언젠가는 지상파 방송에서도 수위가 더 업그레이드된 성에 대한 방송이 편성되는 그런 날이 오지 않을까 생각해 본다.

3

결혼 전 몇 명 정도의
파트너를 만날까?

✦

　자의든 타의든 결혼에 골인할 때까지 통계적으로 남녀가 평균 열 명에서 열세 명 정도의 파트너를 만나 섹스를 하고 결혼을 한다고 한다.

　이 통계적인 숫자는 시간이 지나면 지날수록 더 많아질 것이라 생각한다.

　물론 섹스를 한 번도 못 해 보고 결혼한 사람들도 있겠지만, 반면에 수없이 많은 이성과 섹스를 해 보고 결혼한 사람들도 있을 테니 어디까지나 평균이란 점을 밀씀 드리는 것이다. 오해 없으시길 바란다.

　그런데 평균이긴 하지만 그래도 생각 이상의 숫자가 아닌가 한다. 이 필자의 90년대엔 평균 여섯 명 정도 된다는 통계를 봤던 기억이 난다.

그런데 이십 여 년이 지난 사이에 두 배 이상이 늘어난걸 보면, 우리나라도 섹스 문화가 미국이나 유럽의 성 문화를 따라가고 있다고 해도 과언이 아니다. 또한 이젠 유럽의 부모들처럼 자녀들에게 이성 친구를 만나러 갈 때 피임 도구를 주어야 할 그런 때가 멀지 않은 것 같다는 생각이 들기도 한다.

이렇듯 성의 시대적 흐름과 경제 발전을 바탕으로 삶의 수준이 높아져 가면 갈수록, 성 경험의 시기가 점점 빨라지고, 보편적 섹스 시대가 오리라 본다. 그로 인해 젊은 세대들의 이혼이 사회 문제가 되고 한동안 정점을 찍은 뒤, 이혼으로 발생되는 여러 사회적 문제가 미국이나 유럽처럼 보통 상식적으로 이해되는 사회가 되어 가리라 보는데, 사실 이미 그렇게 되어 가고 있는 것 같다. 70, 80년대에는 이혼이 손가락질받고, 뭔가 죄를 지은 듯한, 잘못이라고 지적받던 사회적 문제였다면 지금은 이혼이 손가락질 받을 일도 아니며 흉도 되지 않는 세상이다. 그리고 보면 빨라지는 성 경험으로 높아지는 이혼도 사회적 문제는 되지 않는 시대에 살아가고 있고, 점점 더 그렇게 되어 가고 있는 것이 현실이다.(미국은 평생 동안 결혼하는 횟수가 2000년대 중반인 2006년 기준으로 평균 3.4회라고 한다.) 그러나 섹스는 남녀가 같이 하는 것이지만, 여성의 성 경험 축적은 남자의 섹스 테크닉에 의해 비교를 하게 되고 알게 된다고 한다. 경험이 많지 않은 여성의 경우라도, 인터넷의 발달로 이론적으로는 이미 많이 알고 결혼을 한다는 것이다.

아마 남성들이 결혼 전에 성에 대한 공부를 하지 않으면 신혼 첫날밤 여성들로부터 외면당하는, 그런 시대의 신혼여행이 올지도 모른다는 생각이 든다.

다음은 인터넷에 올라온 한국과 일본의 성 문화, 즉 '성性에 대한 한국과 일본의 인식의 차이'를 비교한 글 중 일본의 이십 대들의 결혼 전 섹스에 대한 생각을 옮겨 본 것이다.

"결혼하고 나서 섹스가 맞지 않아 이혼하는 것 보다 결혼 전에 동거하면서 서로를 알고 결혼 하는 게 낫다." 물론 일본 국민 모두가 그런 건 아니겠지만 우리나라 사람들처럼 윤리적인 시각으로 보지는 않는 것 같고요.

이는 양자 간의 많은 문화적 차이로 인한 것이겠지만, 특히 성에 관해서 한국은 옛날부터 유교의 영향으로 대단히 보수적인 사회로 인식되어 왔다. 그에 비해 일본은 옛날부터 성에 관해서 대단히 개방적인 나라로 인식되어 있는 건, 서양 문물을 일찍 받아들인 개화의 영향을 받아서 그런 게 아닐까 생각한다.

어쩌면 결혼 후에 성적 트러블이나 성격 차이로 이혼하는 것보다는, 결혼 전 만나 보고 맞지 않아 헤어지는 것이 경제적으로나 정신적으로나 사회적으로나 돌아오는 데미지가 덜할 수 있다. 그렇게 일본 젊은이들은 생각하고 있는 게 아닐까 하는 생각을 해 본다.

4
삼십여랑 사십여호

✦

　여기서 여성의 성에 대한 얘기 하나만 더 하고 넘어가 보겠다. 문헌에 이런 얘기가 있다.

　여성에 대해 '삼십여랑三十如狼 사십여호四十如虎'라고 하는 말이 있는데, 그 뜻은 "삼십 대 여성들은 이리와 같고, 사십 대 여성들은 호랑이와 같다."라고 한다(어떤 책은 이리 대신 늑대로 표현하기도 한다).

　다시 말해 여성들의 성 지식과 성 경험에 대해 이야기한 것인데, 삼십 대를 지나가면서 성욕이 증가되고 사십 대에 가장 왕성하다는 뜻이라는 것이다. 그 이유는 여성들의 성 경험과 성 지식이 가장 최고조에 오를 때가 사십 대를 넘어선 갱년기 시기와 맞물린 시점이기 때문이며 또한 "임신에 대한 염려가 적기 때문이기도 하다고 한다. 그리고 성의 경험이 가장 많이 축적된 시기로 성생활에 있어 경험 누적으로 인해 편안한 마음으로 섹스를 할 수 있기 때문"이라고 싱가포르의 자연요법 진료소의 임상주임인 Dr. Sundardas D. Annamalay는 말하고 있다.

그러나 남자들의 가장 왕성한 섹스의 연령은 스무 살에서 서른 살 사이이며, 서른 살을 기점으로 성욕이 점차적으로 감퇴된다고 한다. 그리고 마흔에서 쉰으로 넘어가면서 남성들의 성욕은 매우 빠른 속도로 감퇴되어 가는데, 남성들은 중년부터 가정과 직장에서의 책임이 점점 더 무거워지고 그로 인한 많은 스트레스가 사회적으로나 경제적으로나 성생활보다는 직장이나 사업의 성공에 관심이 더 집중되어지는 시기이기 때문이라고 한다.

이렇듯 남성들은 서른 살 이후부터 점점 성욕이 감퇴되고, 여성들의 경우 서른 이후부터 성에 관해 관심이 높아지기 시작하면서, 성적 불협화음이 절정에 이를 때가 바로 사십 대 때라고 한다. 성학자들은 남자들은 결혼 초기에는 성에 대한 관심이 높아지다가 결혼 후 1년 내지 2년이 지나면 성에 대한 관심도가 점점 감퇴되고, 결혼 한 지 10년이 지나면 부부 성생활의 빈도가 어떤 남성들은 한 달에 1, 2회 또는 1년에 10회도 안 되는 경우가 많다고 한다.

그런데 아내와 열다섯 살 차이가 난다고 생각해 보자. 남자가 쉰 살일 때 아내는 서른다섯 살! 아내가 사십여호, 호랑이와 같다는 마흔다섯에 들어설 때 남자는 예순 살! 그 이상은 생각만 해도 아찔하지 않은가? 그래서 성 학자들은 건강에 보다 많은 주의를 기울이고 스트레스를 해소시키며 사정하는 것에 전념하거나 즐기는 것을 지양해야 된다고 얘기하고 있는 것 같다.

그래서 그 해답이 필자가 말하는 방중술밖에 없다고 하는 것이다. 이 필자 역시 아내와 열다섯 살 차이 나는 예순에 아내가 마흔 다섯 한창인 사십여랑을 지나왔지만, 성적으로 문제가 없다 못해 넘칠 정도라면 과연 녹자늘이 믿으실까 하는 생각도 들기는 한다. 독자들이 믿든 안 믿든 터득하시는 분들이 나오면 밝혀질 일인데, 책에다 거짓으로 얘기를 쓰진 않지 않겠는가. 어느 분야든, 누구나 좀 잘하는 정도가 아니라 월등하고도 탁월하게 잘해 버리면 모두가 군소리 없이 인정한다. 그렇듯 인정받는 실력이라면, 그 하나만으로도 자부심과 함께 방중술을 실천하면서 입증하고 터득해 볼 만한 일 아닐까?

어떤 분들은 편하게 발기제들을 얘기하실지 모르겠다. 하지만, 가장 많이 사용한다는 발기제를 예로 들면 단기적인 효과는 있지만 효과가 일시적이고, 화학 물질이기 때문에 체질과 건강 상태에 따라 부작용의 위험을 반드시 수반할 수 있다고 한다. 때문에 1999년 3월 미국식품의약국FDA의 승인을 받아 그해 4월부터 판매가 이루어지긴 했으나, 복용자 2.5퍼센트에서 안면부종, 오한, 무기력, 알레르기 등 가벼운 부작용부터 드물지만 심하게는 심장혈관계, 소화계, 근골계, 신경계 등의 부작용으로 아홉 명이 사망하기도 했다고 한다. 그래서 미국식품의약국에서는 비아그라를 전문의 처방에 의해서만 판매하도록 강력한 규정을 내놓았다.

그래서 우리나라뿐 아니라 비아그라를 파는 모든 나라는 의사의 처방전 없인 비아그라를 살 수가 없는데, 문제는 인터넷에서 너무나 쉽게 구할 수 있다는 것이다. 그러나 그것도 문제지만, 또 가짜 비아그라는 얼마나 판을 치고 있는가. 일부 국가에서는 심지어 심장병 약과 다른 약을 같이 복용할 경우 혈압 급강하 현상 등의 부작용이 있기 때문에 판매 금지 조치를 내리기도 했다고 하는데, 문제는 의사 처방 없이도 너무 쉽게 비아그라를 구할 수 있다는 것 자체가 위험한 일이라는 것이다. 그 피해의 당사자가 재수 없게 내가 될 수도 있기 때문인데, 필요하다면 꼭 의사의 처방 후 사용하시길 바란다.

반면에 방중술은, 임상 실험이라고 하면 실험일 수 있는 생활에서의 사용을 필자가 40여 년 가까이 해 왔고, 물론 개인의 차는 있을 수 있겠지만, 필자가 이렇게 건강하게 생활하고 있으니 검증은 된 게 아닐까?(말로만이 아닌, 검증할 기회가 온다면 40년 방중술로 살아온 필자의 체력적 나이가 얼마쯤 될지 스스로도 궁금하고, 공개적 검증을 받아 보고 싶다.)

그런데 여성 또한 장기간 오르가슴을 느끼지 못하고 성생활에 불만족을 느끼게 되면 정신적인 고민과 우울증이 발생하기도 하고, 짜증과 불면증, 온몸에 통증 증상이 발생하기도 한다고 하는데, 이 모든 증상을 한의학에서는 울혈증이란 단어로 정의한다.

뿐만 아니라 오르가슴에 도달하지 못한 여성들은 내분비장기에 충혈이 되어 생식기 내에 각종 염증이 발생하기도 하고 우울증에 시달리기도 한다고 한다.

　상담자 중 심지어는 방관하는 남편의 성적 무관심으로 자살 충동까지 느꼈다고 하는 분들도 예상보다 많았다. 부부가 만족스러운 성생활을 영위하기 위해선 생리 기능과 심리적 기능이 균형을 이루어야 한다. 그래야 체질이 증강되고 수명 연장 작용이 생긴다고 하는데, 이는 부부간의 충만한 성생활이 건강과 장수에 영양을 미친다는 얘기다.

　기를 잃지 않으면서 서로의 건강까지 지킬 수 있는 섹스, 사정은 해도 우리 몸의 기인 정액을 배출하지 않고도 할 수 있는 섹스! 바로 이것이 방중술이다.

≶ 5 ≷
질의 변화

✦

여성이 이삼십 대를 지나 사십대에 이르며 겪게 되는 육체적 변화는, 부부 관계의 만족에 있어 남자들의 많은 체력을 요구하게 된다는 걸 여자분들은 잘 모르고 있는 것 같다.

이삼십 대 땐 여성의 질은 많은 섹스를 해도 확실히 탄력이 있다. 그래서 섹스 시 남편들이 많은 움직임과 힘을 가하지 않아도 질의 조이는 탄력에 섹스의 만족을 느낄 수 있는 것이다.

그러나 출산과 10, 20년 부부 관계를 하면서 헐거워진 질은, 물리적인 도움을 받거나 본인이 부단한 노력을 하지 않는 한 이삼십 대 때만큼의 탄력을 유지할 수 없다는 게 현실적 문제다.(그러나 결혼은 했으나 분만 경험이 없는 경우는 예외일 수 있다는 걸 말씀드린다.) 이삼십 대 땐 10의 힘만으로도 충분히 섹스를 했다면, 사오십 대 땐 헐거워진 질과 귀두의 마찰을 느끼기 위해 남자들은 100 이상의 힘을 들여 질 속에서 움직여야 서로의 만족감을 느낄 수 있어, 육체적으로 힘이 드는 때다.

그래서 필자의 생각엔 종종 뉴스에서 보도 되기도 하는, 중년 남자들의 젊은 여성들과의 탈선 소식들의 이유가, 본능적으로 경험적으로 질의 탄력성이 높아 힘이 많이 들지 않아도 쾌감을 느낄 수 있다는 생각에서 그러는 게 아닌가 한다. 하지만 방중술을 터득해서 섹스의 음양의 조화 속의 기쁨과 만족을 알게 된다면 그런—속된 말로 표현해 보겠다—'섹스의 맛'을 모르는 어린 친구들을 결코 찾는 일은 없을 거라 생각한다. 이런 사회적 문제 또한, 방중술을 터득하면 현저히 줄어들 거라 확신한다.

이렇듯 여자들도 남자들이 힘들다는 사실을 안다면 남자들의 괄약근 운동처럼 질 운동을 젊어서부터 하거나, 남편과 상의해 질 축소 수술을 하거나, 기구를 써 보는 것도 사오십 대 이후의 성을 위해 괜찮을 듯하다.

그것도 힘이 들면 사오십 대 이후엔 섹스를 하면서 기구나 손가락을 사용하는 것도 한 방법일 수 있다. 단, 마흔 전에는 페니스만으로 승부를 해야 한다 생각하라. 사십 대 이전에 당장의 자극을 위해 기구나 손가락을 많이 시용히면, 시오십 대 이후의 그 수행을 페니스만으로 감당하기엔 남자들이 많은 땀을 흘려야 하기 때문이다.(마흔 이전에 손가락이나 기구를 많이 사용한 여성분들이 냉대하중에 취

약하다는 통계가 있다. 그러하지 않은 여성들보다 발병 가능성이 2.1퍼센트 이상 높다고 한다.) 그러나 이런 사십 대 이후 자연적으로 헐거워진 섹스에도 방법은 있다. 그 대안이 방중술. 방중술을 사용하면 헐거워 힘들 것 같은 질에도, 새싹이 나듯 질의 강한 탄력을 이끌어 낼 수 있기 때문이다. 그러나 그만한 테크닉이 필요한데, 그게 오르가슴을 느낄 때까지 사정을 조절해서 함께 사정에 이를 수 있는 맞춤 섹스다. 여자분들이, 아니 아내들이 대체적으로 사십이 넘으면 섹스의 경험이 축적되어 발동이 늦게 걸리는 경향이 많다. 그래서 방중술을 터득해야만 가능하지 않을까 하는 조심스러운 생각을 가져 보는데, 시간도 걸리지만 체력도 뒷받침될 수 있어야 하기 때문이다. 섹스 후 몸살로 생활에 지장이 생기거나 고생한다면 그건 섹스가 아니고 노동이 되기 때문이다.

이렇듯 사십 이후의 질의 변화는 거역할 수 없는 자연스런 것임에도 불구하고 밖으로 눈을 돌리기도 하는 때가 평균적으로 이때쯤부터가 아닌가 생각한다. 그러나 이때야말로 부부의 대화와 아내에 대한 이해가 필요한 때임을 우리 남자들은 알아야 한다. 그래서 필자는 많은 사람들이 방중술을 머리가 덜 복잡한 이삼십 대에 관심을 갖고 터득하기를 바라는 마음이다.

6
사십 대 이후의 만취 섹스

✦

인간은 섹스를 멈추는 순간부터 빠른 노화가 시작된다고 한다. 대학 1학년 때쯤, 친척 어르신이 어느 날 갑자기 늙어진 것을 보고 그 이유를 어머니께 물어본 적이 있다. 그때 어머니께선, 그 부부 사이가 좋다가 갑자기 나빠지면서 부부 관계를 못 하게 되어서, 그러니까 부인이 섹스를 받아 주지 않아서, 한마디로 섹스를 못 해서 늙어진 거라고 얘기를 해 주셨다. 그런데 책을 쓰고 관심을 갖다 보니 섹스를 못 할 때 늙어진다는 것을 뒤집어 말하면, 섹스를 하는 것 자체가 우리를 건강하게 만든다는 의미라는 생각이 든다. 사십 대 이후는 가정적으로나 사회적으로나 가장 일을 많이 해야 할 시기이고, 체력적 생리적으로도 남성 호르몬이 줄어들기 시작할 때여서 이삼십 대처럼 섹스를 하고 싶어도 할 수가 없는 시기다. 그런데 그 시기에 술기운을 빌려 만취한 상태에서 취기를 즐기며 섹스를 하는 분들도 적잖아서 드리는 글이다. 물론 몇 잔의 술은 분위기를 업 시킬 수 있지만, 만취한 상태에서의 섹스는 기름을 몸에 붓고 불 속에 뛰어드는 것만큼 위험한 일임을 알아야 한다.

만취해서 하는 섹스는 정상적 쾌감을 느끼기가 어렵고 사정하기도 쉽지 않다.

알코올이 성감을 자극시키는 뇌의 중추신경 등을 마비시켜 발기가 잘 안 되기도 하고, 발기는 되었으나 사정이 어려운 경우도 있다. 여기서 건강을 해칠 수 있는 섹스가 바로 발기는 되었으나 사정이 잘 안 되는 경우다.

술기운에 일단 발기가 되면 사정하기 위해 본능적으로 체력을 소모하는데, 육체적 근육 피로가 쌓이는 걸 술이 깨고서야 알게 된다.

또한 정신적 육체적 제어가 되지 않는 과다한 체력 소모는 심장에 무리를 줘서 심장마비(심근경색) 등으로 사망에 이를 수도 있다.

이삼십 대도 주의해야 하지만 특히 사십 대 이후의 만취 후 성관계는 언제 있을지 모를 사고와 같은 것임을 명심해야 한다. 방중술을 터득하신 분이라면 더더욱 조심해야 한다. 만취 후 섹스는 심혈관이 터지나 안 터지나 시험해 보는 것과 같은 위험한 일이기도 하기 때문이다.

재앙의 근원이 될 수 있음을 안 후에도 과음 후 섹스를 탐하는 것은 섹스와 건강을 바꾸겠다고 하는 것과 같다.

고전에서도 과다한 음주 후의 무절제한 섹스가 수명과 건강을 쇠퇴하게 하는 위험한 것임을 많이 얘기하고 있다.

중국 진秦나라, 한漢나라 때에 편찬되었다고 알려진 중국의 가장 오래된 의학서인 『황제내경』 제1편 「상고천진론上古天眞論」에 다음과 같은 이야기가 나온다.

> 황제가 사람들이 50세에 벌써 쇠퇴하게 되고 수명이 짧아지는 이 유에 대해 왕사인 기백에게 묻자 "여러 이유들 중에 (중략) 과즙이라 도 된 듯 술을 마구 마시고 심신을 함부로 과로케 하는 게 다반사며 술에 취해서는 여자를 찾아서 정욕이 동하는 대로 그 정력을 소모해 생의 원천인 진기를 상실하고 기분이 내키는 대로 행동해서 욕망을 충족시키는 그런 생활 태도가 아주 무절제하기 때문"이라고 말하고 있고…

또 다른 고전에서도 사정을 많이 하게 되면 얼굴빛이 검게 되고 해소증이 생기며, 더 심할 경우는 내장 기능이 망가져 수명이 짧 아지고, 섹스를 지나치게 했을 경우 눈이 침침해지는 병이 생기며, 여색을 피하기를 원수 피하 듯 하라고 기록하고 있다(그러니 필자의 경험으론 방중술을 터득하면 여색을 원수같이 피하지 않아도, 필자 나이 예 순이 넘었지만 성적으로나 건강적으로나 아직 이상이 없다). 그리고 사람이 마흔 살 이전에 제멋대로 몸을 굴리면 마흔 이후에 갑자기 기력이 쇠퇴하게 되고, 쇠퇴하기 시작하면 여러 가지 병이 벌 떼처럼 달려들기 시작한다고 했고, 남자가 온몸에 기가 빠지는 병에 걸렸을 때도 섹스를 과도하게 한 게 아닌지를 살피라고 말하고 있다. 이렇듯 남자의 정액을 몸의 기로 정의한 동양 의학을 바탕으로 한 방중술이야말로 이 시대에 가장 필요한 건강 지킴이가 아닌가 생각한다.

하나 더 예를 들어 보겠다. 우리에게 그래도 많이 알려진 『채근담』에 "늘그막에 생긴 질병들은 모두 젊었을 때 불러들인 것이고, 쇠한 뒤에 생기는 재앙은 성했을 때 지어 놓은 것이며 남자는 가장 성했을 동안에 미리 건강을 조심해야 한다."라고 얘기하고 있는 걸 보면 '건강은 건강할 때 지켜야 한다'는 얘기가 쉬운 것 같지만 참 어려운 것임을 알게 된다. 또한 그 당시나 지금이나 건강을 지키는 사람보단 건강을 지키지 않는 사람들이 더 많기 때문에 이런 얘기가 나오지 않았나 하는 생각이 든다.

과도한 음주 후 만취 섹스는 몸을 망치고 사망에 이를 수 있다는 재수 없는 교훈을 잊지 말기를 당부한다.

7

열 시간의 섹스

✦

먼저 과연 열 시간 동안 섹스를 할 수 있을까?

물론 열 시간의 섹스를 하려면 열다섯 시간 정도의 시간이 필요하다.

그렇다고 열다섯 시간을 계속 섹스를 할 순 없다. 물론 기록을 세우려 마음먹고 한다면 더한 극한 상황에서도 할 수는 있겠지만, 섹스를 무슨 기록을 세우려고 하는 건 아니니 말이다. 섹스란, 남녀의 기를 주고받는 교감의 기쁨을 즐기는 것이기 때문에 중간중간 먹고 마시고 쉬는 시간을 합한 네다섯 시간은 필요하다.

그렇디 히더리도 섹스를 열 시간 이상을 힌다 하면 과연 독자들은 믿을 수 있을까.

결론은, 할 수 있다.

방중술은 몇 시간의 섹스에도 몸이 피곤하지 않게 지속할 수 있게 한다. 또한 하늘과 땅의 기운과 음양이 하나 되는 온갖 미사여구를 갖다 붙인 책에서나 나올 법한 그런 합이 맞는 여인을 만나면, 섹스를 하면서 기를 얻는다는 얘기들을 들어 보셨는지. 그렇듯 기를 얻는, 합이 맞는 여인이 있다면 열 시간이 아니라 그 이상의 섹스도 할 수 있다. 다만 기를 빼앗는 여인도 있다는 걸 알아야 하지만, 엄밀히 따지면 기를 빼앗는 게 아니고 내가 빼앗기는 것이라고 생각하면 된다. 방중술을 터득하면 속된 말로 기를 빨릴 일이 없다. 어떠한 센 기일지라도 방줄술은 그 기를 지배한다. 아니, 그럴 능력을 가질 뿐만 아니라 일방적인 기를 순환시키고 음양의 조화를 이루어 합에 이르게 한다. 이게 방중술의 위대함이며 터득해야 할 이유인데, 개중에는 자기의 약함을 망각하고 빠르면 10년, 늦어도 20년 이상 같이 살아온 마누라가 아닐까 착각을 하는 분들도 있다. 그런데 신혼 땐 내가 기를 얻는지 빼앗기는지 모르다가 어느 날부턴가 마누라에게 기를 빼앗기고 사는 것이 아닌가 생각이 드시는 분들 역시, 아내가 기를 빼앗는 게 아니라 본인이 기를 빼앗기는 것임을 잊지 말기 바란다.

그래서 이런 분들께 방중술을 터득하라고 강력하게 권하는 것이다.

열다섯 시간 중 열 시간 이상의 섹스도 할 수 있다, 이런 게 아니더라도 와이프가 사정하라고 할 때까지 조절할 수 있는 정도는 돼야 하지 않을까?

　방중술은, 사정을 하되 정액을 배출하지 않으면 계속 발기가 된다는 사실을 실전에서 입증하고 있다. 그래서 운동을 해야 하고, 체력적으로 받쳐 주지 않으면 반드시 건강을 해친다는 걸 잊지 말기 바란다. 물론 열 시간 정도의 섹스를 하면, 할 때는 잘 모르지만 피부가 강한 여자나 남자도 외음부가 부어오를 수도 있고 쓰릴 수 있으며, 남자 역시 페니스가 멍든 것같이 얼얼하고 페니스 뿌리 쪽이 쓰릴 수도 있으니 2~3일 각오는 해야 할 것이다. 그러나 이런 단계도 넘으면 피부에 짓물림 없이 신선이 되는 느낌이랄까.

　아마 이게 『소녀경』에서 말한 '섹스로 신선에 든다'는 그런 섹스가 아닌가 생각해 본다. 『소녀경』에서 말하는 방중술로 한 번 사정을 억제하면 기력이 왕성해지고 열 번째엔 신선에 이른다는 얘기가 바로 그것이며, 그러므로 남녀의 궁합이 그렇게 중요하고 잘 맞아야 한다는 얘기들을 수없이 듣고 살아오지 않았나 싶다. 그러나 여자나 남자나 이런 상대를 만난다는 건 일생에 한 번 만날까 말까 하는 일이기도 하겠지만, 만나지 못하고 구름 위에 노는 신선 같은 섹스의 교감을 느껴 보지 못하고 세상을 떠나는 사람이 99퍼센트 대부분일 거라 생각하는 바다. 아니, 1퍼센트 정도만이… 이상이다.

=== 8 ===
여성분들의 잠재된
성의 본능

✦

'불감증'이라는 말이 있다.

말 그대로 성적으로 오르가슴에 도달하지 못하거나 성적 쾌감을 느끼지 못한다는 건데, 정신적인 것이 아닌 이상 본인이 모르고 있을 뿐 여성 누구에게나 잠재된 성의 욕구와 성의 본능을 가지고 태어난다고 한다. 단지 그 잠재된 본능의 성을 깨워 줄 진정한 상대를 만나지 못해서 누구나 알려 주지 않아도 하는, 그저 그렇고 그런 부부 관계가 다라고 생각하고 사는 것일 뿐이다. 그 이상은 모르니 그냥 모르고 지나갈 뿐이고 말이다. 만약 내 남편, 내 연인이 잠재된 성의 본능을 깨어나게 해 줄 정도의 탁월한 실력을 가지고 있다면 어떨까? 방중술이라면 단언컨대 3개월 안에 당신의 아내나 연인의 잠재된 성의 본능을 깨어나게 해 줄 수 있다. 그래서 깨어나면 2장 8번, 열 시간의 섹스도 10분 같이 느껴지는 그런 섹스를 체험하게 될 것이다.

체력은 방중술에 나오는 음양의 기가 정말 서로에게 돌고 돌아서인지는 모르겠지만 열 시간의 섹스 후에도 그렇게 피곤하지 않고, 그 작은 피곤마저도 몇 분 안에 회복이 된다. 그러고 나서도 아침에 직장도 가고 야간 일도 밤새며 근무하고 정상으로 퇴근한다면 믿어지실는지. 밖에 눈 돌리지 마시고 사랑하는 아내에게 연인에게 잠재한 그 무한한 성을 깨어나게 해 주시길. 사랑의 무게가 달라질 것이다. 그게 방중술의 힘이다. 여성의 성 경험은 체험을 통해서 비교되고 알게 되곤 하나, 두 명 이상만 모이면 한다는 남편 험담 속에서 비교되는 남편들을 알게 되기도 한단다. 남자들을 비교한다는 건 성적으로 불만족스러워하는 여자분들이 많다는 것이고, 남자들이 입으로 섹스를 하듯, 말이 많은 분들은 기가 입으로 다 빠져나가 잠자리가 부실할 확률이 99퍼센트라고 한다. 이런 분들은 방중술을 터득해도 50퍼센트는 입으로 기를 날려 버릴 충분한 인자를 가지고 있는 것이라고 해도 과언이 아니다. 방중술을 터득해서 정석대로 섹스를 하면 섹스의 새로운 세상, 즉 상상할 수 없는 그 이상의 파라다이스를 만나게 될 것이며, 여자의 성기를 사과라 하고 남자의 성기를 기둥이라 했을 때 시퀴기 기둥을 품고 기둥이 사과 속에 들어가 합을 이루는 그때 지친 피로가 날아가고 새로운 기의 충만함을 얻고, 세상의 어떤 것과도 비교될 수 없는 행복이 사과와 기둥 안에도 있음을 알게 되시리라 믿는다.

9
외도의 이유

✦

외도는 왜 하는 걸까?

어떤 연구 결과는, 외도 대상이 와이프보다 예쁘지 않아도 새로운 낯선 사람에 대한 기대의 심리와 호기심 때문에 그럴 수 있다고 말하고 있으며, 더 크게는 종족 보존을 위한 본능적 행위 때문이라고 말하고 있다. 그러나 필자는 종족 보존은 두 번째고, 사랑을 하며 쾌락을 느끼기 위해 섹스를 한다고 생각한다. 그건 인간만이 오로지 사랑과 동시에 쾌락을 느끼기 위해 섹스를 하는 것이란 학설에 동의하기 때문이다. 그러나 여기선 현실적으로 접근해 보겠다.

남편으로서, 가장으로서, 엄마로서, 아내로서 살면서 부딪히는 스트레스, 성욕 감퇴, 발기부전, 성의 불일치, 부부간의 신뢰의 상실, 배우자의 부정, 경제적인 문제, 자녀의 문제, 가정 폭력, 가족

간의 불화, 성격 차이 등으로 파생되는 여러 원인을 꼽을 수 있다. 그러나 방중술을 터득하면 이런 불화도 이겨 나갈 수 있는 힘이 생긴다는 걸 말씀드리고 싶다.

다만 필자가 생각하는 남녀의 외도는, 섹스를 하고자 하는 욕구를 해결하지 못하는 경우에 성적 욕구로 인한 반발의 이유가 가장 크시 않을까 생각을 해 본다.

그런데 여자의 경우는 남자와 달리 이유 없이 외도를 하지 않는다는 학자들도 있다. 그건 여성이 남자와 다른 모성의 본능이 있기 때문이라고 말하기도 하지만, 그런 여성들이 외도를 할 때엔 반드시 가슴에 쌓인 여러 원인이 있기 때문이 아닌가 하는 연구 결과와 저자도 같은 생각이다. 그러나 외도의 기회가 있다 해도 먼저 선뜻 실행에 옮기지 못하다가 우연히 만나지는 남성 중에서 감정이 통하는 사람과 의외로 쉽게 외도를 하게 된다고 하는 것인데, 상담 후에 알게 된 필자의 생각이긴 하지만 요즘은 여성 역시 사회 활동이 늘면서 다른 남성들과 만나게 되는 기회가 많아지고, 집에서 대우받지 못하는 불평등한 부부 관계를 깨닫는 것이 기혼 여성의 외도가 늘어나고 있는 추세의 원인이 아닌가 생각해 본다. 이 추세는 하루가 다르게 변화하는 우리 사회에선 계속 증가하게 될 것이라는 생각이 든다. 아지도 남편이 만드는 가정 내의 불평등이나 무관심 등이 존재하는 한 위기의 가정이 될 수 있고, 또한 권위로 누르고 사는 가장들이 있는 한 이 역시도 위기의 가정이 될 수 있음을 간과하지 말아야 한다. 위기의 가정이 되지 않는다 해도 참 아야 하는 사람은 힘든 세월을 살지 않을까? 그래서 황혼 이혼도 매년 높아지고 있는 추세라는 게 여러 매스컴을 통해 나오는 것 도, 이런 맥락과 같은 게 아닌가 한다.

결국 이 모두가 세월 속에 변해 가는 배려와 존중과 무관심 때 문에 부부 생활에 금이 가는 계기가 되는 것은 아닌지 돌아보아야 할 자기반성이 필요하다 생각한다.

부부의 배려와 존중과 관심은 신혼 때처럼 이삼십 년이 지나도 변함이 없어야 한다는 것이다. 그런데 참 쉽지 않다. 그러나 방중 술은 그걸 해결해 줄, 경제적 부담이 없는 도구가 되기도 한다. 우 리 남자분들, 그 정도의 노력은 해야 하지 않겠는가.

방중술과 함께 건강한 부부의 삶을 영위하시길 바란다.

10
아내의 심리적 피로감

✦

제아무리 멋진 배우자라도 20, 30년 살다 보면 신혼 때처럼 느낌으로 와닿는 섹스보단 심리적 피로감을 동반한, 본능적 해소를 위한, 또는 '의무 방어전' 격인 섹스를 하게 되는 경우가 많지 않나 싶다.

주위에 그런 사람 있지 않은가?

아내가 미인인데도 바람피우는 사람. 그런 사람을 보면 저런 미인을 놔두고 왜 바람을 피우나 이해가 안 가지만, 그 원인이 위에서 말한 것과 같이 20, 30년 살다 보면 신혼 때와는 달라진 육체적 정신적 피로감을 동반한 심리적인 것 때문이며, 늘 함께 있다는 마음에 소중함을 망각하고 살기 때문이라고도 한다.

그렇다고 와이프를 두고 새로운 파트너를 늘 만들 수는 없는 노릇이니, 그럴 땐 한 번쯤 부부가 의논해서 변화를 주는 것도 아주 괜찮은 방법일 것이다. 바쁜 일상 속에서 꼭 멀리 가지 않아도 된다면 동네 주위의 모텔이면 어떤가. 요즘 동네 모텔들도 동화 속 장소처럼 꾸며 놓은 곳이 많다. 장소도 바꾸어 보고 야한 비디오도 같이 보고, 체위 방법도 미리 생각해서 순서대로 해 보는 것도 사오십 대 이후의 부부가 더 새롭게 더 가까워질 수 있는 계기가 될 수 있다.

여성분들도 성격의 성향에 따라 섹스할 때의 표현이 다르긴 하지만, 10, 20년 이상 같이 살아오면서 부끄러울 게 뭐가 있겠는가? 수동적인 자세보다 당당하게 요구해 보기를 바란다.

상담을 하다 보면, 그러다가 자기를 밝히는 여자나 이상한 여자로 생각하면 어떡하냐는 질문들이 칠팔십 년대도 아닌데 아직도 의외로 많다. 이젠 그런 생각은 집어던지고 섹스에 대한 생각을 당당히 요구 하자는 것이다.

자신은 밖에서 별 상상을 다 하고 행동도 하면서, 자신의 아내는 요조숙녀이기를 바라는 남편들이 아직도 많은 것 같다. 늘 평등을 말하면서, 이건 평등하지 못한 가장 잔인한 이율배반적인 일이 아닌가 생각해 본다. 남자들의 이 생각이 깨지지 않으면, 와이프가 본능 깊숙이 잊고 있던, 결혼 전에 자신이 여자임을 일깨워 준 그 사람을 회상할 수도 있다는 걸 잊지 말길 바란다. 이건 남자도 그럴 수 있는 문제이지만, 그래서 부부 사이엔 모든 걸 내려놓아야 한다는 것이다. 부부의 사회적 신분, 권위, 자존심, 체면 등은 진정한 섹스를 가로막는 보이지 않는 벽으로 다가오기 때문이다. 거기다 권위적인 생각까지 섞인다면 누군가에게는 최악이 시간이 되지 않겠는가?

모든 걸 내려놓고 침실에서만큼은 동물적 본능으로 뒹굴길 바란다. 논이 많고 많이 배우고 사회적으로 지위가 있다고 멋진 섹스를 할 수 있는 게 아니라, 어쩔 수 없이 거기에 맞춰 가는 누군가의 가슴은 아파해야 하는 것이다. 본능에 충실해서 사랑으로 하나가 될 때 진정한 섹스가 가슴에 머무는 것이라 감히 말씀드린다.

혹시나 내가 섹스를 너무 밝히는 여자같이 생각되지 않을까 하는 생각으로 참는 건, 마치 남편들에게 밖에서 바람피우라고 부채질하는 것과 같다. 남편들은 처음엔 안 그럴지 몰라도 본능적 모습을 솔직히 더 좋아한다.

섹스는 혼자 할 수 없는 것이므로 남자들이 섹스에 대해 공부해야 하듯이, 아내나 연인도 이왕이면 멋진 섹스가 등장하는 성인 영화나 멜로물—물론 연출이긴 하겠지만—을 보고 연구를 해 보는 것도 부부나 연인끼리의 성생활에 큰 도움이 되리라 생각한다.

═ 11 ═
방중술과 건강을 지키는 습관들

✦

『소녀경』의 방중술을 다룬 부분을 보자. "사정 한 번을 참으면 기력이 왕성해지고, 두 번을 참으면 귀와 눈이 총명해지고, 세 번을 참으면 모든 병이 제거가 되고, 네 번을 참으면 오장의 상태가 안정이 되고, 다섯 번을 참으면 혈맥이 충만해져 신장되며, 여섯 번째 참으면 허리와 등이 건강해지며, 일곱 번을 참으면 엉덩이와 가랑이에 힘이 붙고, 여덟 번을 참으면 몸에 윤기가 흐르게 되고, 아홉 번을 참으면 불로장생하며, 열 번을 참으면 이윽고 신선이 되는 길이 열린다."라고 하고 있다.

우리가 불로장생하며 신선이 되는 길이 열리는 것까지는 조금 과장이라고 해도, 이를 종합해 보면 모두가 건강과 연결되어 있음을 알 수 있다.

필자는 아이들을 위해 어쩔 수 없이 열악한 환경 속에서 일을 많이 해 보았다. 오십 대 초반엔 낮에 하는 개인적인 일들이 있어 저녁이나 새벽에 일을 해야 했을 때가 많았다.

2008년 새벽엔 명함 찍는 공장에서 일하다가 320볼트가 들어오는 전원에 왼손이 감전되어 죽을 뻔했다. 사장과 사이에 인과관계 문제가 있던 터라 병원도 가지 못하고 약도 먹지 못했다. 온몸을 몽둥이로 맞은 것처럼 근육들이 아프긴 했으나 다행히 일주일 만에 회복되었다.

필자는 수술을 요할 만큼 위험한 상황이 아닌 이상 몸의 자연 치유 능력을 믿는다.

2011년엔 허리를 삐끗해서 생활하기도 힘들 정도였지만, 치유 회복되는 몸의 자생력을 시험해 보고 싶어 병원에 가지 않고 아파도 억지로 몸을 움직이면서 생활했다. 그런데 정말로 20일 만에 아픔이 모두 사라지고 회복되는 경험도 해 보았다.

2015년 1년은 식수 인원이 1,000여 명이 넘는 기업 식당에서 직원 부족으로 거의 일주일에 두세 번, 새벽 4시부터 저녁 8시까지 열여섯 시간씩 일도 해 보았다.

물론 열여섯 시간을 쉬지 않고 계속 일한 건 아니었지만, 새벽 4시까지 출근을 하려면 새벽 3시엔 일어나 준비를 해야 하고 낮 12시 반에 퇴근해야 한다. 그런데 사람이 없어 그때 퇴근하지 못하면 저녁 8시에 퇴근을 한다. 집에 가면 9시쯤에 되니, 하루 중 열여덟 시간 동안 뭔가를 위해 움직여야만 하는 생활이었던 것이다.

그리고 집에 오면 이런 저런 밀린 일이나 필자의 손이 가야 할 집 안일 등을 한다. 그러다 보면 거의 12시, 늦으면 새벽 1시에 자고 새벽 3시에 일어나 출근했다.

물론 피곤하긴 했지만, 그 피로를 내 몸이 이기지 못했다면 그런 힘든 생활을 할 수 없었을 것이다.

사람이 피곤하니 오줌 싸면서도 자고, 화장실에서 볼일을 보며 몇 분 자는 건 정말 맛있게 자는 근사한 잠이 될 정도였다.

그렇게 그 몇십 초, 몇 분을 졸며 하루를 보내고 살았다. 그러면서도 부부 관계는 할 것 다 하고 살았으니 필자는 그것이 방중술의 힘이라 확신한다. 또한 책을 써야 했는데, 아는 사람들과 가족이 있는 곳에서는 끊이지 않는 이런저런 일과 선거 후유증으로 책을 쓸 수가 없었다. 책을 쓰기 위해 아는 사람이 아무도 없는 곳으로 가고 싶었다.

평일 6시 퇴근, 토요일 5시 퇴근이지만 토요일 근무는 강제 사항은 아니었다. 토요일과 일요일 휴무가 그렇게 나쁘지 않아 거제도의 배 만드는 ○○중공업에서 일하게 되었다. 정말 아무도 아는 사람이 없는 곳! 책을 쓸 수가 있는 곳!

멀긴 했지만 지금은 다리로 육지와 연결되어 있고, '시'로 승격이 된, 난생 처음 가 보는 곳. 경상남도 거제시였다.

한 치의 망설임도 없이 내려갔다.

토요일, 일요일도 거의 없고 18시간씩 내 의사와는 상관없이 일도 해 봤다. 평일 6시 퇴근에 토요일과 일요일에 쉬고, 먹고 자는 것 걱정 없고, 그리고 무엇보다도 아는 사람이 없으니 글도 충분히 쓸 수 있을 것 같았다.

일은 축구장 다섯 개 정도를 합친 넓은 배 위에서 하는 것이었다. 배의 높이 또한 건물로 말하면 한 20층 높이의 큰 배로, 현장을 가려고 하면 정박해 있는 배의 암벽(선착장이라고 함)에서 3층 정도의 계단을 올라 거기에서 엘리베이터를 타고 5층으로 올라간다. 그 5층에서 내려 다시 또 위로 7층 정도를 계단을 통해 걸어 올라가야 임시 현장 사무실이 나오는데, 처음 해 보는 일이어서 쉽진 않았다. 하지만 일로 힘든 것보다, 아침 일찍 출근과, 하루에도 몇 번씩 오르내리는 계단이 가장 힘들었다.

배 안의 계단은 잘 지어진 건물의 계단과는 다르다.

작은 직사각형 구멍이 나 있는 그레이팅이라는 쇠 발판이 층을 이루고 있는데, 계단 경사가 가파르고 층을 올라가 다음 층으로 가기 위한 공간이 좁고, 바닥이 거칠어 더더욱 힘이 들었다.

여기에 사고 방지를 위한 개인 보호 장구인 안전벨트와 공사에 필요한 도구들과 겨울옷을 합치면 아마 한 3~4킬로그램이 족히 넘는 무게를 몸에 딛고 계단을 오르내려야 했던 것이다. 그것은 정말 젊은 사람들도 힘에 부칠 만한 일이었다.

마치 허벅지 근육이 갈기갈기 갈라져 터지는 것만 같은 고통, 그리고 호흡 또한 본능적으로 운동하는 심장의 강한 펌프질을 처음 느껴 보았다. 그 강한 심장 뛰는 소리를 들으며 아직도 나의 심장이 건강함을 넘어 강인하다는 것을 느끼기도 했다.

과연 평상시에 공사로 인해 늘 그런 계단을 올라가야 하는 사람들을 제외하고, 하루에 위의 무게를 몸에 달고 몇 번씩 7층 정도의 열악하고 경사가 있는 계단을 오르내릴 수 있는 사람들이 얼마나 있을까? 다른 이유들도 있겠지만 많은 사람들이 그만두고 간다.

그래서 사람 뽑는 광고를 보고 왔다가 일주일도 못 버티고 그만두고 가고, 매주 또 뽑고 하는 게 일상처럼 되어 있는 곳이 거기였다.

그런 곳에서 필자는 잘 버텨 냈다. 아니 사람으로 인해 상처받아 힘든 것에 비교하면, 육체적으론 힘은 들지만 오히려 마음은 훨씬 더 편했다. 그리고 건강을 위한 책을 쓰는 사람으로 이런 기회에 체력적인 한계를 시험해 보고도 싶었다.

그러나 3개월째 되던 날 다른 팀에 파견 나가 일하다 사고가 있었다. 오른쪽 어깨 네 개 인대 중에 한 개가 끊어지는 사고였다. 모두 수술을 권했지만 수술에 대해 여러 의견들이 너무 많아, 수술하지 않고 운동으로 6개월 재활을 선택했다. 운동을 오랫동안 꾸준히 했던 경험이 수술하지 않고도 재활할 수 있겠다는 자신감을 주어 그 방법을 선택한 것이다. 현재 필자는 오른쪽 어깨 인대 네 개 중 세 개로 큰 어려움 없이 잘 살아가고 있다. 오로지 운동만으로 이루어 낸 결과라 운동의 힘을 극찬하지 않을 수 없다!

또한 현재도 왕성하게 일하고 있다. 음식을 만드는 셰프(조리사) 일을 하고 있다. 조리사라는 직업은 겉으로는 멋진 직업 같아 보인다. 2002년부터 한국직업능력개발원에서 초·중·고등학생을 대상으로 한 직업 선호도 조사에서도 2017년까지 희망 직업 10위권에서 4, 5, 7위를 차지한 기록이 말해 주듯 셰프(조리사)에 대한 직업 선호도가 높아져 가고 있다. 하지만 체계가 갖춰진 제도권에서나 멋진 직업으로서의 의미가 좀 있을까, 이 음식을 만드는 일은 앉아서 할 수 없는 일이다. 또한 제도권이든 개인 직장이든 만들어야 하는 여러 음식 종류에 대한 조리 과정과 맛이라는 사명을 부여해야 하는 일과 불을 사용하는 일로, 에어컨 속에서도 더운 여름을 나는 정신적, 체력적 건강이 뒷받침되지 않는 한 할 수 없는 힘든 직업 중 하나가 아닌가 생각한다.

필자의 경우도 코로나로 제도권에서 퇴사 후, 개인 식당에서 일을 하고 있다. 개인 식당의 조리실장(예전의 주방장이라고 보면 될 것 같다)은 음식 조리에서부터 식자재 주문, 관리, 심지어는 식자재 전처리(음식에 들어갈 채소 등을 씻거나 다듬어 재료를 준비하는 일)까지, 주방에서 돌아가는, 할 수 있는 모든 일을 할 줄 알아야 한다. 그건 일하는 분들이 갑자기 그만두거나 나오지 못했을 때에 대한 대처나. 그런데 가장 힘든 건, 코로나로 매출이 줄어들다 보니 가게 사장님들이 예전처럼 사람을 쓸 수 없어, 주방 인원을 한두 명으로 유지하고 있는 곳이 많다. 저자가 일하는 식당도 매출 대비 보조 조리사를 쓸 수가 없다. 보조 조리사라 해도 인건비가 비싸기 때문이다. 다행히 사장님의 요리 솜씨가 뛰어나서 잘 도와주시고는 있지만, 갑자기 예상 못 한 손님들이 끊임없이 들어올 때가 있다. 코로나로 인해 저자의 근무 시간이 오후 4시부터 새벽 1시까지이지만, 사회적 거리 두기로 인해 10시면 마무리가 된다. 하지만 출근해서 10시까지 여섯 시간을 밥 먹을 시간도 없이 음식을 만들다 보면 그날 준비한 예상 식자재들이 떨어질 때쯤 더 빨리 움직여야 한다. 힘이 두 배로 드는 때다. 예상할 수가 없으니, 알바도 미리 부르지 못했을 땐 밀린 그릇까지, 10시 30분부터 12시까지 세척과 주방 정리를 한다. 그리고 한 시간은 다음 날 쓸 식재료를 준비하고 새벽 1시에 끝난다.

매일은 아니지만, 바쁘게 일을 끝내든 바쁘지 않게 일을 끝내든, 그렇게 아홉 시간을 일하고 집에 오면 1시 30분 전후가 되는데, 30분쯤 쉬다 2시부터 운동을 한다. 스트레칭 10분, 스텝머신 500~700개, 벤치프레스에 달린 등받이에 앉아서 미는 허벅지 프레스 50킬로그램 90~100개와 30도만 올리는 빠른 백레그 프레스 50킬로그램 80~100개 1회, 밴치프레스 40킬로그램 20개씩 2회, AB슬라이드(롤아웃) 무릎 꿇고 10회 무릎 꿇지 않고 10회 등, 건강을 위해 기본 운동 여섯, 일곱 가지는 꼭 해야 하루의 일과가 끝난다. 보통 땐 거의 30분 걸리고 바빴던 날 같은 경우엔 한 시간 정도의 시간을 들여 천천히 운동을 하거나 컨디션에 따라 스트레칭만 하고 끝

낸다. 필자도 이삼십 대엔 많은 운동을 했지만 오륙십 대엔 무리한 운동은 피해야 한다. 위의 운동은 필자에게 맞는 필자의 운동이라는 것을 참고하시라고 적은 것이니, 이삼십 대나 오륙십 대나 독자님들은 각자의 체력에 맞게 운동하셔야 하며, 나이가 들어선 운동에 욕심내지 말아야 한다. 그날 그날 운동량을 채우지 못하면 안 될 섯처넘 하는 운동은 젊었을땐 괜찮지만, 저자가 말한 운동량만으로도 방중술과 함께 한다면 열 시간의 섹스 정도의 체력은 60 넘어서도 유지할 수 있다. 단, 개인의 차이는 있겠지만 몇 개월 가지고 꾸준히 했다고 말하기는 어렵고, 저자의 경험으론 1년 이상은 지나야 몸이 그 운동을 기억하고 몸에서 운동을 하고 싶어하는 반응이 생기는 것 같다.

이 운동도 젊어서 많이 해 놓으면 오륙십이 넘어서 30분 정도만 운동을 해도 나이 이상의 체력은 유지가 된다는 것이다(어쩜 이 방중술은 운동선수나 건강을 위해 꾸준히 운동하시는 분들이 터득하면 섹스 후의 빠른 회복 효과를 볼 거라 생각한다).

그리고 운동이 끝나면 아침 6시까지, 컨디션이 좋으면 8시까지 책을 보거나 인터넷 정보를 찾거나, 웹툰에 게재할 쓰고 있는 두 번째 책의 원고를 쓰다가 잔다. 거의 날을 샌다고 보면 된다. 그리고 오후 1~2시엔 일어나 집안일을 하거ㅏ 해야 할 일을 히고, 이니면 쉬든지 하다가 4시까지 출근 한다. 이게 거의 일정한 저자의 하루 일과다.

그런데 이렇게 거의 모든 날을 지새우면서도 체력적으로 잘 버티고 있는 이유가 무얼까. 체력의 피로 회복이 빠르기 때문이라는 생각을 한다. 아무리 힘든 일을 하고 피곤해도 짧으면 한두 시간, 좀 더 자는 경우엔 서너 시간 자고 나면 피로가 풀린다.

칼에 베이거나 상처가 생겨도 빨리 아물거나 치유가 유독 빨라 어쩔 땐 상처를 보고 '벌써 아물었나?' 스스로 놀라기도 한다.

스무 살에서 스물세 살 때까진 운동은 열심히 했지만, 그 운동만으로 이런 신체적 피로와 상처의 회복이 빠르게 되었다고 말하기는 어려울 것 같다. 그것은 역시, 정액을 배출하지 않고 사정을 조절함으로써 건강해지는 방중술 때문이라고 필자는 확신한다.

의학적으로는 알 수 없고, 이유가 정확히 뭔지 필자도 궁금하지만, 삶의 일부처럼 살아온 방중술과 건강을 위해 한 운동과 음식 외엔 다른 이유가 없다.

음악 한다고 스물세 살에 집 나와 고생하던 이십 대엔 영양실조로 실명할 뻔도 했고, 두 손의 피부가 하얗게 벗겨지는 이유가 영양실조 때문이라는 것도 그때 알았을 정도로 건강에 신경을 쓰지도 못하고 살았다. 결혼 후엔 세 아이들을 키우느라 정신없이 살았고, 사기를 당해 생활이 어려워진 후론 운동할 시간도 없었다. 몸이 운동에 대한 기억을 잊지 않게 하기 위해 피곤해도 조금씩이라도 했던 운동이 전부였다.

보약이라곤 지금까지 챙겨 먹어 본 적도 없고 건강에 좋다는 약들도 별로 먹어 본 적이 없다.

　필자는 어릴 때부터 허약 체질로 약을 잘 먹지 못해, 중학생 때부턴 아파도 약을 먹지 않고 몸으로 버티는 때가 많았다.

　그래도 자연적으로 치유되는 경험들을 하면서 항생제는 성인 정량의 약을 받아도 안 먹거나 어지러워 약하게 조제해 먹는다.

　또한 머리말에서 잠깐 언급했지만, 필자의 출생의 비밀이 건강과는 거리가 먼, 태어나지도 못하고 저세상으로 갈 뻔한 그런 탄생이었으니 건강은 꿈도 못 꿀 그런 인생의 시작이었던 것인지도 모른다.

　그로 인해 형제들은 다 큰데 유독 필자만 크지 않다. 그 이유에 대해 어머니께 얘길 듣고서야 안 사실이지만, 60년대만 해도 남아 선호 사상이 심해서, 아버님이 필자가 딸 같다는 예감 때문에 어머님한테 아이를 지우라 하셨다 한다.

　그런데 그 당시엔 지금처럼 병원이 많지 않아 아이를 지울 땐 알 수 없는 약들을 먹고 지웠다는데, 어머님도 역시 친척이 아이를 지울 때 썼다면서 갖다준 약을 드시고 필자를 지우시려 하셨다 한다.

　그런데 아기는 저세상으로 가지 않았다. 어머님만 며칠을 죽도록 고생하시고 결국 내가 태어났단다. 그래서 태어나자마자 어머님이 혹시 기형아는 아닐까 얼굴을 보았지만 이상이 없어 안심하셨다는데, 결정적으로 키가 크지 않은 게, 지우려고 드신 그 약 때문에 그런 것 같다고 말씀하셨다. 좋은 것만 먹어도 모자랄 판에 필자는 인생 시작부터 사약을 받고, 어떤 운명으로 태어났는지 모르겠지만 죽지 않고 태어났다.

 이렇듯 건강의 좋은 조건은 애초 날 때부터 물려받지 못했으니 무슨 건강을 바랐겠는가! 그런데 결정적으로 운동을 시작하게 된 계기가 스무 살 때로 기억된다. 어느 날 목욕탕에서였다. 늘 보던 내 몸인데, 그날따라 유독 튀어 나온 빗장뼈가 여자 몸 같이 생각되어 너무너무 부끄럽고 창피했다. 그래서 근육이 생겨 남자 몸같이 변할 수 있다는 얘기를 듣고 시작한 운동이 헬스였다.

 그리고 그때부터 건강에 관심을 갖게 되면서, 음식들 중에도 우리가 먹어야 할, 건강을 지키는 음식들이 있다는 것을 알게 되었고 음식에도 신경을 쓰기 시작했다.

 필자가 30여 년 넘게 먹고 있는 것들이 있다. 이 부분은 '제4장 방중술에 도움이 되는 것들 1. 매일 먹으면 좋은 음식'에서 더 자세히 다루겠지만, 첫 번째가 음양곽(삼지구엽초)을 달인 물이다.

 이 음양곽 물은 필자가 생명수와 같다고 느끼면서 지금도 보약처럼 마시는 물이다.

 두 번째가 지금도 넣어 먹고 있는 현미밥. 그리고 견과류는 다 좋아한다. 특히 잣과 땅콩과 검정콩과 호두를 좋아하고, 육류는 가끔 먹기는 하지만 좋아하진 않고, 생선 종류를 좋아한다.(그런데 회는 못 먹는다.) 담배는 대학 다닐 때 한 2년 피운 경험이 있고, 사십 대부턴 술도 거의 하지 않으며(단 아내와 한잔씩은 함), 지금도 우유를 매일 물처럼 마실 만큼 좋아한다.

밥 먹을 때 일주일에 한 번은 정도는 붉게 익은 토마토와 야채들을 조각내 올리브기름을 팬에 두른 다음 살짝 익혀 바나나와 간장, 마늘, 식초를 넣어 만든 소스에 버무려 먹기도 한다.

중요한 건 이 음식이 내 몸속에 들어와 어디에 좋은지를 한번 생각하고, 그 음식으로 인해 그 부위가 건강해진다고 느끼면서 먹는 것이다.

그리고 내 몸의 각 부위 장기로 하여금, 좋은 음식을 먹어 준 것에 대해 감사하게끔 한다. "주인님 감사! 감사!"라고….

그리고 간식처럼 즐겨 먹는 게 있다. 사과와 당근인데, 사과는 깨끗이 씻어 껍질을 벗기지 않고 4등분 해 비닐 팩에 넣어 냉장 보관 하고, 당근 역시 깨끗이 씻어 반으로 자른 후 4등분 해 비닐 팩에 담아 냉장 보관 한다. 그리고 생각 날 때마다 간식처럼 사과 한 조각, 당근 한 조각씩 먹으면 건강에 푸른 신호등을 늘 켜고 다니는 것과 같다는 생각이 든다. 그런데 필자가 생각해도 스스로 특이한 점이 하나 있는데, 잠잘 때 얼린 얼음 팩을 얇은 수건에 싸서 1년 365일을 베고 자는 것이다.(이것도 건강에 도움이 되는지는 모르겠지만.)

이 얼음 베개를 베고 자게 된 동기가 있는데, 아마 한 30여 년 전 방송국을 기웃거리면서 다니던 때다. 10여 년을 알고 지낸 매니저 형으로부터 사기당한 후, 한 3년을 화병으로 한숨만 쉬고 다닐 때가 있었다.

그때부터 얼린 얼음 팩을 베지 않으면 잠을 이룰 수가 없을 정도로 화병이 심해 얼음 팩을 베고 잤는데, 그게 어느 날부터였을까. 어떻게 표현해야 할지, 아침에 자고 일어나면 너무너무 깊은 잠을 잘 자고 일어난 후 맑고 깨끗하고 차갑지만 개운하며 기분 좋은 정신으로 충전되어 있는 느낌을 받으면서부터 얼음 베개를 베고 자기 시작했다. 이 얼음 베개 역시 방중술처럼 내 삶의 전부가 되어 지금도 얼음 베개를 베고 잔다.

아마 이것 역시 빠른 피로 회복의 요인 중에 하나가 아닐까 생각도 해 보지만, 혹시 뇌의 기능상 문제가 있는 건 아닐까 싶어 오래된 작은 교통사고 얘기부터 근거가 될 만한 얘기들을 의사에게 모두 꺼내 보기도 했다. 의사도 얼음 팩을 베고 자는 환자가 처음이라고 했다. 그래서 의사가 해 보자는 대로 치료를 받아 보았는데, 마치 마루타가 된 기분이 들어서 그만두었다.

지금까지도 건강상 이상 없으며, 아무리 힘들고 몸이 피곤할지라도 한두 시간만 자고 일어나도 피곤이 풀리는 것 같다. 그 원인이 얼음 베개 때문인지, 방중술 때문인지, 운동 때문인지, 음식 때문인지 모르겠지만, 아무튼 무언가의 어떤 좋은 기운이 필자에게 미치고 있는 것만은 확실한 것 같다.

그리고 여기서 혹시 얼음 팩을 베고 주무실 분이 계시다면, 처음엔 얇지 않은 수건으로 아침까지 서늘하게 잘 만한 두께로 싼 다음 베고 주무시기 바란다.

이유는, 첫 번째로 수건이 얼음 팩에 물방울이 맺혀 흐르는 것을 막아 주고, 두 번째로는 처음부터 얇게 해서 베고 자면 너무 차가운 기운이 빨리 올라와 마치 다듬잇돌을 베고 자다 턱이 돌아가는 것처럼 온도 차이로 턱이 돌아갈 수 있기 때문이다. 필자가 의학자가 아니니 이 얼음 베개가 건강에 어떤 기운을 미치는 건지 필자도 궁금하다. 아무튼 처음부터 너무 차갑게 해서 주무시지는 않길 바란다.

=== 12 ===

전립선 비대증이 정력과 연관이 있는가?

✦

　나이가 들어 감에 따라 오는 자연스런 노화 과정 중엔 전립선 비대증이 있다.

　전립선 비대증은 남자들이라면 자연스런 노화 과정 중 일어나는 현상으로, 필자도 오십 대 중반에 요로결석으로 병원에 갔다가 전립선 비대증이 조금 있다는 진단을 받고 약물 치료를 받은 적이 있다. 그러나 이 전립선 비대증으로 인해 섹스를 하는 데 지장 있다는 느낌은 한 번도 받은 적 없다. 오히려 예순을 넘은 지금에도 방중술 영향인지는 모르겠지만, 섹스에 영향을 준다는 느낌은 단한 번도 받아 보지 못했다. 오히려 예순을 넘어 중국 도가의 교리인 음양의 이치—이 우주는 본시 음과 양의 두 가지로 성립되어 있는데 모든 만물은 음양의 이치에서 벗어날 수 없으며, 따라서 음과 양이 교접하지 못하면 기가 유통되지 못함으로 몸에 이상이 생겨 병을 얻고 장수하지 못한다—를, 진정한 음과 양이 조화를 이루는 합의 섹스가 뭔지를 알게 된 것 같다.

1) 전립선은 어떤 기관인가?[6]

전립선은 방광 바로 밑에서 요도를 싸고 있는 호두알만한 크기의 기관으로, 소량의 정액을 만드는 곳이다. 길이 약 4센티미터, 폭 2센티미터로 무게는 약 20그램이다. 이곳에서 생산하는 전립선 액이 정자의 영양분이다. 한 번 사정하는 정액의 양이 약 3밀리리터면, 3분의 1이 전립선 액이다. 전립선에 발생하는 문제는 염증, 비대증, 암 세 가지다.

2) 전립선 비대증의 원인과 증상은?

전립선 비대증은 퇴행성 질환으로 원인은 아직까지 명확하게 밝혀져 있지 않다. 다만 전립이 나이가 들수록 커지는 경향을 보이고, 육류 섭취 등 서구식 식습관으로 비만이 너해지면 내분비 기

---

6) 「전립선 비대증」, 하이닥, https://www.hidoc.co.kr/integratesearch/searchresultlist?query=전립선 비대증

능이 저하되는 등 노인에게 많이 발생하는 것을 통해 볼 때, 테스토스테론(남성 호르몬) 등의 내분비 호르몬의 변화와 관계가 있을 것이라고 추측하고 있다.

3) 전립선 비대증[7]

전립선 비대증이 있는 사람 모두 다 증상이 있는 것은 아니다. 약 절반 미만에서 증상을 느끼며, 그중 일부에게만 치료가 필요하다.

가장 흔한 증상은 소변을 볼 때의 불편감이다. 빈뇨, 잔뇨감, 긴 박뇨, 야간뇨가 나타나며, 소변 줄기가 약하고 소변을 볼 때 힘을 주어야 한다.

초기에는 좁아진 요도로 소변을 배출시키기 위해 방광 근육이 정상 이상의 힘으로 수축하게 되는데, 이런 폐쇄가 계속되면 방광 근육이 점점 더 두꺼워지고 예민해진다.

방광에서 요도로 소변을 밀어내지 못해 방광에 소변이 저류하는 현상이 생기고, 요도가 완전히 눌려 갑자기 소변을 보지 못하는 일도 생긴다.

요로 감염이나 출혈을 일으킬 수 있고 방광암이 될 수도 있다.

---

7) 「전립선 비대증」, 하이닥, https://www.hidoc.co.kr/integratesearch/searchresultlist?query=전립선 비대증

4) 방광암은 왜 생기나?[8]

발생 원인으로 가장 중요한 것은 흡연이다. 남자 환자의 50퍼센트, 여자 환자의 31퍼센트가 흡연과 관계있다.

흡연할 때 몸 안으로 흡수되는 발암 물질이 소변으로 배출되어 방광에 계속 접촉하므로 암이 발생한다. 흡연자가 비흡연자에 비하여 발병 위험이 4배나 높으며, 흡연량이 많을수록, 흡연 기간이 길수록 암 발생 가능성이 높아진다. 흡연을 중단한 기간이 길수록 발병 가능성은 낮아진다. 다음으로 중요한 원인이 산업장에서 발암 물질에 노출된 경우이다.

염료, 고무, 가죽 제품, 페인트, 유기 화학 약품 등이 원인으로 알려져 있다. 또 방광 결석이나 만성 방광염 등도 방광암의 원인이 될 수 있다.

5) 전립선 비대증과 요로 감염의 관계는?

소변이 방광에서 다 배출되지 못해 남으면 부패해서 요로 감염이 올 수 있다. 요로 감염은 대부분 방광염을 말한다. 방광염의 염증이 방광과 신장을 이어 주는 요관을 타고 신장에 침투하는 게 급성신우염이다. 증상이 심각해 전신에 균이 퍼지면 치사율이 높

8) 「방광암」, 하이닥, https://www.hidoc.co.kr/integratesearch/searchresultlist?query=방광암

은 패혈증까지 온다.

6) 젊은 여성에게 요로 감염이 많다는데?

성인이 되기 전에는 남자가 많다. 성인이 되면서 역전된다. 여성은 요로의 길이가 4센티미터로 짧다. 게다가 요로 입구는 질·항문과 가까워 방광염의 가장 흔한 원인은 대장에 있는 대장균이다. 성관계 시 대장균이 요로로 들어가 염증을 일으킨다.

7) 전립선 비대증이 암으로 발전하나?

전립선 비대증은 조직을 구성하는 정상 세포들이 증식해 부피가 커지는 질환이다. 반면 전립선암은 정상 세포에 변이가 발생해 암세포로 발전한다. 결국 전립선 비대증이 암으로 발전하진 않는다. 하지만 비대증과 암이 동시에 나타날 순 있다. 전립선암의 주요 원인은 유전(가족력), 고령화, 서구식 식생활 등이다. 돼지고기·쇠고기 등 붉은 살코기의 포화지방산이 전립선암의 주요 위험인자로 밝혀지고 있다.

8) 전립선암의 증상은 어떤가?[9]

전립선암은 대부분이 전립선의 뒤쪽 부위에서 발생하므로 초기에는 증상이 거의 없다. 전립선암이 커져서 요도나 주위조직을 압박 혹은 침윤하게 되면 그때야 소변을 보기 힘든 증상이 나타나게 된다. 증상으로는 소변 굵기가 가늘어지고, 소변을 자주 보고, 소변이 바로 나오지 않으면서 소변 보기가 힘들거나 혈뇨가 나올 수도 있는데 이런 증상들은 전립선비대증에서도 나타날 수 있다.

우리나라의 경우에는 내원 당시 이미 전이성 암으로 발견되는 경우가 많은데, 전립선암은 뼈로 전이가 잘 되기 때문에 등뼈에 통증을 느끼거나 신경통 증세가 나타나기도 한다. 따라서 증상이 있어서 병원에 내원하게 되면 이미 완치가 불가능한 경우가 많으므로 50세 이후에는 1년에 한 번씩 정기 검진을 받는 것이 좋다.

9) 조기에 발견할 수 있는 방법은 있나?

간단한 혈액 검사로 예측할 수 있다. 혈액 속의 전립선 특이 항원PSA 효소를 측정한다. 전립선암이 발생하면 혈액속 PSA 수치가 증가한다. 수치가 3~14면 조기 암이다. 20 이상이면 80퍼센트

---

9) 「전립선암」,하이닥,https://www.hidoc.co.kr/integratesearch/searchresultlist?query=전립선암

가 암이고, 50 이상이면 다른 기관으로 전이된 것이다. 비용이 2만 원도 안 하는 이 검사를 통해 전립선암을 조기에 발견하면 대부분 완치할 수 있다. 선진국에선 보험 적용이 돼 발병률과 사망률이 떨어지고 있다.

10) 요로결석은 왜 생기나?

요로결석은 신장내부나 요관에 신장에서 형성된 작은 입자가 형성되어 생기는 질환이다.

원인은 주로 소변에 염분류가 다량 존재, 수분 부족과 같은 요인이 결부되면서 결정체로 나타난 것이며 주로 요로폐색, 요로감염, 탈수, 부갑상선기능항진증, 통풍 및 일부 음식 등도 원인이 된다.

여성보다 남성에게 1.5배 정도 더 많이 나타나는 것으로 알려져 있다.

또한 요로결석은 통계적으로 겨울철에 비해 여름철에 약 세 배 정도 많이 발생한다고 한다. 이렇게 여름철에 많이 생기는 이유는 바로 더운 날씨로 인해 몸에 있던 수분이 땀으로 빠져나가면서 소변량이 줄어들기 때문이며 일단 결석이 생기면 옆구리나 아랫배 부위에 통증이 생긴다.

하지만 통증이 없거나, 생겼다가 사라졌다고 해서 방치하면 콩팥 기능이 떨어지고 심하면 콩팥 기능을 상실할 수도 있다.

때에 따라선 선홍색 피색의 혈뇨가 보이기도 한다.

따라서 옆구리에 갑작스런 통증이 생기거나 배뇨에 문제가 생기면 일단 병원을 찾아 정확한 검사를 받아 보아야 한다.[10]

11) 전립선에 좋은 식품 일곱 가지[11]

① 마늘

마늘의 가장 특징적인 요소는 바로 마늘이 손상을 입을 때 일종의 방어기제 작용을 하는 알리신이다. 마늘이 잘리거나 으깨지거나 해서 손상을 입으면 알리아제가 흘러나오면서 알리신이 만들어진다. 알리신은 페니실린이나 테라마이신보다 살균력이 더 강하다. 알리신에 노출된 곰팡이들은 어지간해선 다 죽어 버릴 정도. 알리신은 본래 마늘을 해충과 곰팡이, 박테리아 등으로부터 보호하는 역할을 하지만 사람이 섭취할 땐 여러 이로운 효과를 기대할 수 있다. 또한 알리신은 같은 백합과에 속하는 양파에서도 찾을

---

10) 정은지, 「옆구리 통증, 요로결석 아픔 아시나요?」, 메디컬투데이, 2007. 5. 10., https://www.mdtoday.co.kr/news/view/179567674302028
11) 권순일, 「암 발생 크게 증가… 전립선에 좋은 식품 6」, 코메디닷컴, 2021. 3. 16., https://kormedi.com/1335658/

제2장 성의 시대적 변화   115

수 있다. 또한 항산화 효과도 뛰어나서 항암식품으로 전립선염과 방광염에도 효과적인 것으로 밝혀졌다.[12]

② 토마토

토마토에는 라이코펜이라고 불리는 항산화 물질이 들어 있다. 이 성분이 항암 작용을 한다는 것이 그동안의 여러 연구를 통해 밝혀 졌다.

특히 전립선암의 위험을 낮출 수 있다. 연구 결과, 라이코펜은 지 방과 함께 먹었을 때보다 잘 인체에 흡수되는 것으로 나타났다. 따 라서 올리브오일 등과 함께 섭취하면 효과적이다.

③ 호두

하루에 두 움큼(약 56그램) 정도의 호두를 꾸준히 먹으면 전립선 암의 발생과 진행을 예방할 수 있는 것으로 나타났다.

미국 텍사스대학교 보건과학센터 연구팀이 쥐를 대상으로 실험 한 결과, 호두를 먹이지 않은 쥐 그룹의 44퍼센트에서 전립선암 종 양이 발견된 반면, 호두 강화 식단을 섭취한 쥐들은 종양 발생 비 율이 18퍼센트에 그쳤고, 암 종양의 크기도 평균의 4분의 1에 불과

---

12) 「마늘」, 나무위키, 2021. 10. 13. 수정, 2021. 10. 14. 접속, https://namu.wiki/w/마늘

한 것으로 나타났다.

④ 검은콩

플라보노이드계 색소인 안토시아닌과 식물성 에스트로겐이라 불리는 아이소플라본 성분이 포함돼 있다. 이런 성분들은 남성 호르몬 중 암을 유발하는 특성을 억제하고 암의 성장을 막는다.

⑤ 브로콜리

다른 십자화과 채소처럼 브로콜리에도 암을 퇴치하는 성분이 들어있다. 연구에 따르면, 전립선암과 폐암, 유방암, 췌장암에 걸린 사람들은 암에 걸리지 않은 사람들에 비해 평소 이런 십자화과 채소를 훨씬 덜 먹은 것으로 나타났다.

브로콜리는 콜리플라워나 방울양배추 같은 다른 십자화과 채소보다 암 예방 효과가 훨씬 뛰어난 것으로 밝혀졌다. 여기에 브로콜리에 들어있는 항산화 성분은 남성들의 심장병과 뇌졸중 위험을 낮춘다는 연구 결과도 있다.

⑥ 녹차

녹차의 떫은맛을 내는 카테킨 성분은 전립선암 세포의 신생 혈관 생산을 막는다.

⑦ 호박씨

필수아미노산과 레시틴이 들어있다. 이 성분은 호르몬 분비가 원활하게 이루어지도록 해 전립선암 예방에 효과가 있다.

13

요로결석

✦

　우리 몸속의 신장은 혈액속의 전해질을 조절하거나 혈압을 낮추는 중요한 기능을 수행하며 노폐물을 걸러내어 소변을 통해서 배출시키는 역할을 한다.

　이처럼 신장에서 소변이 만들어져 배출되는 경로(신장, 요관, 방광 등)를 따라 생성되는 결석을 통칭해서 요로결석이라 하며, 이러한 요로결석은 신장결석, 요관결석, 방광결석으로 나눠지지만 대부분 신장에서 결석이 생성되어 소변을 따라 이동해 각 부위에서 문제를 일으킨다. 신장결석은 요관결석과 방광결석의 원인이 된다. 신장결석은 크기에 따라 소변으로 배출되기도 하지만 크기가 큰 경우에는 소변을 따라 이동하는 도중 공꼍, 요관, 빙꽌을 포함해 요도와 같은 여러 기관에 문제를 일으키며 다음과 같은 증상을 나타낸다.

큰 결석이 좁은 요도관에 걸렸을 경우 등이나 옆구리, 허벅지 등에 칼로 찌르는 듯 한 극심한 통증이 나타났다 사라지기도 하며 20~60분 동안 지속되기도 한다.

이때 경험하게 되는 통증은 산고와 담석, 신장결석에 의한 통증을 '3대 통증'으로 규정할 만큼 통증의 정도가 극심하며 구토, 구역질, 혈뇨를 보이기도 한다.

- 결석이 방광에 도달한 경우: 사타구니 주변이 아프고 급히 소변을 보고 싶거나 소변 시 불에 타는 듯한 통증이 느껴진다.
- 신장결석이 소화기관에 영향을 미치는 경우: 오심과 구토를 나타낸다.
- 신장결석으로 염증이 발생한 경우: 발열과 오한을 동반한다.

그 외 소변 색이 흐려진 탁뇨, 소변이 자주 마려운 빈뇨, 소변을 참기 힘든 급뇨, 소변 시 나타나는 배뇨통 등 복합적인 증상이 주로 나타나지만 결석이 작은 경우에는 아무런 증상을 느끼지 못하는 경우가 많다.

1) 요로결석 원인과, 결석이 생기기 쉬운 사람은?

신장결석의 주원인은 우리가 섭취하는 식품이나 약품 가운데 수산(옥살산)으로 칼슘과 결합해 수산칼슘(결석 성분의 약 80퍼센트)이라는 결석을 생성한다. 수산이 많이 함유된 식품에는 초콜릿, 시금치, 땅콩, 양배추, 홍차 등으로 수산이 혈액을 따라 신장에 도달해 칼슘과 결합해 신장결석을 생성하게 된다.

때문에 수산이 풍부한 식품뿐 아니라 칼슘이 풍부한 식품도 꺼려지지만 식품에 함유된 칼슘은 오히려 신장결석을 낮춰 준다는 연구 결과도 있다. 이외에 가족력, 잘못된 식습관, 세균 감염, 등과 맵고 짠 식습관, 단백질 과다 섭취, 저 칼슘 음식 과다 섭취, 탄산음료 과다 섭취를 포함해 운동부족, 비만, 고혈압 등도 신장결성의 원인이 된다.

2) 요로결석(신장결석) 치료 방법은?

요로결석(신장결석)이 의심되면 촉진과 혈액 검사, 소변 검사 등을 통해 필요한 경우에는 상황에 따라 치료하게 된다.

5밀리미터 미만의 결석은 소변으로 배출되기 때문에 특별한 치료 방법이 없지만 극심한 통증을 동반하는 경우 진통제 또는 진정제를 투여한다.

결석 성분이 약물로 녹여서 배출이 가능한 경우는 약물을 투여한다.

소변으로 배출이 가능한 결석은 충분한 물을 섭취하거나 수액을 통해서 배출을 유도한다.

결석의 크기가 자연 배출이 어려운 경우 초음파를 이용한 체외 충격파 쇄석술로 결석을 작게 부순 후 소변으로 배출을 유도한다.

위와 같은 방법으로 결석 제거가 불가능한 경우 등에 작은 절개후 신장 경을 삽입해 결석을 제거한다.(경피적 결석 제거술)

요관에 결석이 끼여 배출이 불가능한 경우에는 끝에 레이저나 초음파 기능을 갖춘 요관경이라는 내시경을 통해 결석을 제거한다.

어린아이보다 성인, 여성보다 남성이 더 많이 걸리고 한번 신장 결석이 생겼던 사람, 신장결석 가족력이 있는 사람, 요로 감염이 잦은 사람, 침대나 병상에 오래 누워 있는 사람, 폐경기 여성, 수분부족, 동물성 단백질이나 그 외에 결석을 구성하는 성분이 과다한 사람 등이다.

3) 요로결석(신장결석)에 좋은 음식

신장결석은 평소 충분한 물을 마셔 주는 것만으로 예방이 가능하다. 또한 구연산이 풍부한 과일이나 채소가 신장결석에 효과가 있어 오렌지나 귤과 같은 과일을 자주 섭취해 주고 칼슘이 풍부한 음식을 섭취해 결석의 원인이 되는 수산을 몸 밖으로 배출할 수 있도록 좋은 식습관을 가지는 것이 필요하다.

수박, 배, 참외 등 수분이 풍부한 과일 오렌지, 레몬, 감귤, 라임 등 구연산을 많이 함유한 과일, 저지방 요구르트, 우유, 치즈, 연어 등 칼슘이 풍부한 식품, 바나나, 감자와 같이 칼륨이 풍부한 식품, 기타 브로콜리, 아보카드, 블루베리 등이 있다.

≡ 14 ≡
돌같이 강하게 하는 페니스 훈련

✦

발기 시에 나의 페니스의 강도는 어느 정도일까?

먼저 1리터 주전자든 뭐든, 손잡이가 있는, 어딘가에 걸 수 있는 그런 그릇에 물을 가득 담아 보라(1리터 정도를 시작의 기준으로 함). 그러고는 발기되어 있는 페니스에 저울추를 달듯 페니스 아랫부분에서부터 걸어 보라. 귀두를 손가락으로 받치지 않고도 페니스만으로 걸고 있을 수 있는지. 아마 힘이 좀 있는 사람은 페니스 중간에 놓고도 떨어트리지 않고 버틸 수 있는 무게다.

이렇게 해서 무게를 늘려 가며 훈련하면 된다. 어떻게? 본인이 그렇게 늘린 무게를 버틸 수 있을 때까지….

여기서 무게를 4리터 정도 올리면 버티기 힘이 들 수도 있는데 그때는 페니스 뿌리에 걸어 놓고 손가락으로 귀두를 받쳐 물이 들어 있는 주전자나 용기가 떨어지지 않도록 지탱하면서 힘을 주며 버틸 수 있을 때까지 버티다 놓기를 반복하는 훈련을 하면 된다.

그런데 여기서 주의할 점은 발기 시 갑자기 감당할 수 없는 무게를 올려 충격을 받으면 음경 골절(해면 조직을 감싸고 있는 하얀 막, 즉 백막의 파열)이 될 수 있으니 욕심 부리지 않기를 바란다.

이 훈련을 많이 하면 젊었을 땐 물론이고 나이가 들어서도 돌덩이처럼 딱딱한 페니스를 유지할 수 있다.

1리터가 아니다 하더라도 감당할 수 있는 무게 만큼씩만 훈련하고 다음 무게로 늘려 훈련할 것! 특히 노란 찜통(대 15리터, 특대 20리터)의 훈련은 갑자기 할 수 있는 훈련도 아니거니와, 할 수 있을까 호기심에라도 해 보지 말 것! 단계를 밟아 훈련하지 않고 걸었다간 이 중량의 훈련은 심각한 음경 골절이 올 수 있음을 명심하시길 바란다.

찜통 훈련은 손으로 들어서 페니스에 거는 것도 힘도 들거니와 위험하므로, 찜통이 놓인 상태에서 손잡이에 페니스 아래 뿌리까지 넣어 걸고 손끝으로 귀두 밑을 받치고 함께 들어 올려서 최대한 버틸 수 있을 때까지 버티다 내려놓으면 된다.

사십 대 이상에게는 권하고 싶지 않은 훈련이니 시도하지 마시길 바란다. 그러나 이삼십 대엔 귀두 밑을 손가락으로 받치면 충분히 들 수 있는 훈련이다. 필자가 한 훈련이니 사신 있게 말할 수 있디. 이 훈련을 하면 나이가 들어서도(오륙십 대 이후에도) 돌처럼 딱딱한 발기력을 유지할 수 있는 훈련임을 말씀드린다.

≡ 15 ≡
영구 피임을 한다면 누가 하는 게 좋은가?

✦

　피임을 위해 수술을 해야 한다면 여자 쪽보단 남자가 정관 수술을 하는 게 아내의 건강을 위해 좋다. 필자도 정관 수술을 하기 전엔, 정관 수술을 하면 정력이 떨어진다는 소문을 듣고 수술을 하지 않으려 했다. 그러나 아내가 질내 피임을 하다 보니 건강에 좋지 않은 부분들이 훨씬 많아 수술을 하게 되었다. 그러나 정력이 떨어지거나 수술로 인해 오는 문제점들은 전혀 근거가 없는 얘기들이다. 어떤 분들은 정관 수술을 하면 힘을 못 쓰고 발기가 안 된다고 수술을 하지 말라고 한다. 하지만 전혀 근거 없는 얘기이니 피임을 해야 한다면 남자가 수술을 하는 게 옳은 일이다.

　필자도 아이 셋 낳고 정관 수술을 했지만 정력이 떨어지거나 문제가 있어 부부 관계를 못 해 본 적이 없다. 피임을 한다고 여자의 질 안에 무언가를 넣는다는 것은 어떠한 좋은 피임약, 어떤 좋은 피임 방법이라도 아내의 건강에 도움 되는 피임이 없음을 잊지 마시기 바란다. 정관 수술은 씨 없는 수박과 같다. 그러나 씨 없는 수박이 먹기에 얼마나 편한가! 섹스 전 오늘이 그날인가 임신 주기를 계산할 필요도 없고, 피임하게 할 필요도 없고, 임신될까 걱정하지 않아도 되고, 오히려 마음 편안하게 섹스를 할 수 있어 남편이 수술하는 게 여러모로 편하다.

16
삼각팬티 입어야 산다

✦

    한때 삼각팬티가 남자 팬티의 주류를 차지하던 시절이 있었으나, 삼각팬티 입으면 고환이 열을 받아 정자가 줄어들 수 있다는 주장이 나돈 이후 사각팬티에 밀렸다. 이후 남성용 드로어즈에 밀려 인기가 떨어진 경향이 있는데, 필자는 어릴 때부터 지금까지 50여 년 넘게 삼각팬티만 입고 있다.

    삼각팬티를 입으면 고환이 열을 받아 정자가 줄어들 수 있다는 주장은 근거 없는 것이다.

    물론 삼각팬티에 비해 사각팬티는 통이 넓으므로, 바람이 삼각팬티보다는 잘 통하고 편리할 수도 있다. 하지만 삼각팬티가 바람이 안 통해서 고환이 열을 받아 정자가 줄어들 정도로 공기가 안 통하는 팬티는 아니다. 그보다 아주 더 중요한 건, 페니스가 발기하지 않은 평상시에도 늘 건조하고 위로 향하고 있어야 한다는 것을 상술에 의해 놓치고 있는 것일 뿐이다. 아프리카 삼비아 원시 부족은 페니스에 맞는 통을 끼워 위로 올리고 다닌다. 그건 페니스가 아래로 처져 고환과 붙음으로써 고환의 온도가 올라가고 생활에 불편을 끼치는 것을 방지하기 위한 그들의 지혜인 것이다. 통풍이 잘돼서 고환의 온도가 내려간다면 팬티가 필요 없는 그들이 왜 페니스를 올리고 다니는가? 이는 바람이 안 통해서 고환의 온도가 올라가는 게 아니고, 위에서 말한 것처럼 페니스가 아래로 처져 고환과 붙음으로써 고환의 온도가 올라가는 것을 방지하고, 올라간 온도로 인한 땀과 습이 생기는 걸 방지하기 위한 것이다. 그래서 페니스를 위로 올려 고정시킬 수 있는, 맞는 삼각팬티를 입어야 고환과 페니스에 건강을 주는 것이다. 요즘은 많은 기능성 팬티가 나와 있는데 기능성 팬티든 드로어즈 팬티든 페니스를 위로 받쳐 줄 수 있는 탄력 있는 팬티라면 어떤 것이든 건강한 고환을 유지할 수 있다. 그래서 몸에 맞는 탄력 있는 삼각팬티를 입어야 고환이 좋아한다는 사실!

≡≋ 17 ≋≡
인터넷에 많이 올라온 질문에 대한 견해

✦

1) 사정하지 않으면 건강에 좋지 않다는 것에 대한 필자의 생각

먼저 이 문제에 대해 인터넷에 올라온 비뇨기과 의사들의 의학적 견해를 먼저 말씀드리면, 건강에 좋지 않다는 의견과 문제가 특별히 있지 않다는 반대 의견이 있다. 필자는 40년 가까이 사정하되 정액을 배출하지 않거나 사정을 조절하며 생활해 온 사람으로, 당연히 문제가 없다고 하는 의사의 의견에 동의하는 바다.

성적으로 흥분하면 골반부와 외성기의 혈관이 확장되면서 혈액이 과잉 상태가 되고, 사정을 하면 이 혈액은 골반 근육의 강력한 수축으로 깨끗이 배출돼 몸이 가볍고 시원함을 느끼게 된다. 이 생리적 작용은 의학적으론 틀린 말이 아니다.

그리고 성적 흥분만 있고 사정을 하되 정액이 배출되지 않으면 혈액이 빠져 나가지 못해 피가 뭉치는 울혈 상태가 지속돼, 고환에 무거운 통증과 불쾌감과 염증 및 몸이 개운하지 않다는 것이 이 방중술에 대한 부정적 면이 아닌가 생각이 든다. 하지만 의사 선생님들 중에도 사정을 참아도 큰일이라도 날 것같이 말하지 않으신 분들도 계시다는 걸 말씀드린다.

　그리고 필자 역시 방중술로 사정은 해도 정액을 방출하지 않고 조절 하며 40여 년 살고 있지만 건강 이상으로 병원신세를 져 본적이 없으니 걱정하지 않아도 될 것 같다. 그런데 이 세상 이치가 그렇듯 아름다운 꽃을 모두가 참 예쁘다고 할 때 누군가는 예쁘지 않다고 하는 사람이 있듯이, 정액을 배출하지 않는 것에 대해 부정적인 생각을 가지고 있는 분들도 계시지 않을까 생각한다.

2) 사정은 중추신경에 의해 사출되기 때문에 사람이 의식적으로 막을 수 없다?

　방중술은 정액 방출 억제, 그것을 가능하게 한다.

　방중술은 중추신경 교감신경 등 사정에 관한 모든 신경을 지배 한다.

　방중술을 터득하면 나오는 정액을 손을 사용하지 않고 괄약근의 힘으로 얼마든지 나오지 않게 할 수 있다.

필자가 40여 년을 그렇게 살아온 사람으로 방중술을 입증하고 살아가는 사람이다.

3) 사정을 막게 될 경우에는 사정관에 정액이 계속 남아 요도염을 일으키게 된다?

요도염이 걸린다면 필자는 지금까지 병원에서 살았어야 하지 않을까?

그리고 한 번이라도 요도염으로 고생했다면 이런 체험의 글도 쓰지 않았을 것이다.

정액을 배출하지 않는다 해도 정액은 요도관 또는 사정관에 남아 소변을 눌 때 정액이 섞인 채로 배출되거나 일부는 체내로 흡수가 된다 하니 걱정하지 않아도 된다. 필자는 사정하지 않아서 오는 그 어떤 이유로도 병원에서 비뇨과기과적 치료를 받아 본 적이 없으며, 다만 위에서 언급 한 것처럼 요로결석으로 인해 시술받은 것과 요로결석 검사하면서 알게 된 약간의 전립선 비대 증상이 있어 치료했던 것 외엔 불편 없이 살고 있다.

4) 사정을 하지 않으면 결혼 후 불감증, 또는 성적인 불만족을 경험하게 될 수 있다?

필자가 살아온 지금까지도 사정을 하지 않았다고 해서 불감증이나 불만족을 느껴본 적이 없으니 근거 없는 얘기라 하겠다. 방중술을 사용하면 오히려 불감증 불만족 모두 해결할 수 있다.

5) 사정을 많이 하면 정력이 감퇴되고 불임이 될 수 있다?

불임은 아니어도 정력은 감퇴되고 기가 고갈되어 건강을 해칠 수 있다.

그 이유는 우리의 몸은 한 번 사정하고 나서 정액을 재충전하려면 정액을 다시 생산하기 위해 여러 생식기관들이 일을 하게 된다.

그래서 빈번한 사정은 그만큼에 정액을 만들기 위해 생식기관들이 혈류에서 원료를 가져오는데 뇌를 비롯해 심장, 신장, 비장 등 몸의 여러 곳에서 그 에너지를 끌어들인다.

그래서 빈번한 사정은 우리 신체의 영양분을 고갈시켜 몸이 쇠약해지고 노화를 가속시키고 정력을 감퇴시키는 것이다.

게다가 자주 사정을 하면 세라토닌이라는 호르몬이 소진되고 그 결과 세라토닌과 멜라토닌호르몬의 균형이 깨질 위험이 있다.

세라토닌 호르몬은 스트레스와 싸우게 하고 집중력을 높이는 효과를 갖는 반면, 멜라토닌 호르몬은 일종의 수면제 역할을 하고 적당한 때가 되면 잠이 오도록 생체 시계를 조절하는 힘을 갖고 있다.

세라토닌 호르몬이 소진되면 집중력이 약해지고 스트레스에 대한 저항력이 감퇴되며 멜라토닌 호르몬의 효과가 강해져 자꾸 졸리거나 피곤해지는 것이다.

그래서 정력이 약한 남자일수록 대체적으로 짜증을 잘 내고, 섹스 후 피곤해 금방 잠이 들기도 한다. 또한 피곤한 상태에서 섹스를 하면 사정을 조절하기 어려워 조루가 일어날 가능성이 높고 성적 자신감마저 잃게 될 수 있다.

정액은 정상적인 의학적 견해론 72시간 안에 회복되고 정액은 늙어 죽을 때까지 무한정으로 생산되기 때문에 굳이 사정을 참을 필요가 없다고 하지만, 사실은 그렇지 않다. 정액이 무한정 생산된다고 하지만 한번 사정하고 나서 재 발기 되는 데 걸리는 시간은 연령에 따라 분명히 다르고 성적 욕구나 의욕이 다르기 때문이다

이십 대 때야 개인의 차는 있겠지만 사정 직후 몇 분 몇 십 분 이내에도 재발기도 가능하다. 하지만 삼십 대를 기점으로 사오십 대의 사정 후 다시 할 수 있는 섹스의 시간이 이삼십 대와 같지 않다는 걸 남자분들이라면 다 느껴 보셨을 것이다.

섹스는 심리적인 것도 있겠지만 한번 사정하면 당분간 섹스를 하고 싶은 욕구가 생기지 않는다는 건 다 아시는 사실 아닌가!

그러나 방중술은 사정할 때와 같은 성적 흥분과 쾌감과 절정은 똑같이 느끼지만 정액이 배출되지 않으니 계속 발기가 일어난다.

상식적으론 이해할 수 없는 부분이지만 필자의 생각으론 뇌에서 흥분과 사정을 관장하는 자율신경을 통해 정액을 밖으로 배출시키란 명령을 내렸는데 뇌에선 정액이 배출되지 않은 걸로 착각을 해 계속 정액을 밖으로 내보내기 위한 작용으로 페니스를 계속 발기시켜 섹스를 할 수 있게 하는 게 아닌가 생각한다.

그래서 방중술은 수 분 내에도 몇십 분 내에도 다시 섹스를 할 수 있게끔 하는 것을 의학적으로는 어떻게 설명할 수 있을지. 방중술을 터득해 체험을 통해 느껴 보신다면 필자의 글이 거짓이 아님을 아시게 되리라 믿는다.

그래서 이 책을 쓰면서 사·오·육십 대 이후에도 약물에 의존하지 않은 강한 발기력으로 섹스를 하면서 건강까지 지킬 수 있는 삶을 영위한다면 이 방중술이야말로 궁극적으로는 건강한 사회로 가는 대안이 아닐까 생각한다.

그리고 불임에 대한 의견은 제가 아이가 세 명이니 사정을 참는다고 불임이 되는 건 결코 아니라는 걸 말씀드리고 걱정하지 않아도 될 것 같다. 이 부분은 의학적으로도 필자의 견해가 같은 부분이다.

6) 성장기 청소년의 자위행위가 좋은지 나쁜지에 대해

인터넷에 많이 올라온 얘기 중에 성장기 청소년으로 자위행위가 좋은지 나쁜지에 대한 글들이 많은데 필자는 개인적으로 자위행위를 반대하는 사람이다.

자위행위지만 그 쾌감을 알게 되면 안 해야지 하면서도 하게 되고 한참 커야 할 성장기에 위에서 말한 것처럼 육체적으로나 정신적인 건강에 결코 좋은 영향을 주지는 않는다고 보기 때문이다.

7) 여성은 정말 큰 페니스에 감동하는가?

의학적으로는 음경 왜소증이 이완 시 5센티미터, 발기 시 8센티미터로 규정해 놓았다. 하지만 이건 통계로 본 고정관념의 숫자일 뿐 필자의 생각을 미리 말씀드리면, 여성은 음경의 사이즈보다는 성관계하기 전에 속삭이는 사랑의 대화나 배려 그리고 15~20분은 해야 할 진정한 애무에 더 감동을 받고 받아들일 마음의 문이 열린다. 그런데 섹스는 육체와 육체가 만나는 건데 왜 마음의 문이 열린다고 할까? 마음의 교감이 없는 섹스는 동물들의 교미와 같기 때문이다.

대부분의 여성들은 사이즈보단 진심 어린 애무를 원한다. 그런데 우리나라 남성들의 애무 평균 시간이 3분이라는 통계가 말해주듯, 뜸이 들기도 전에, 아니 끓기도 전에 꽂는 건 차가운 곳에서 갓 나온 유리에 뜨거운 물을 붓는 격이다. 진심 어린 사랑의 애무는 사이즈를 측량하지 않는다. 정 보완을 하고 싶다면, 사이즈는 정해져 있으니 강도에 신경을 쓰시라. 사이즈보다는 강도가 돌처럼 단단하다면, 크기는 단단함으로 만회할 수 있다. 미국의 저명한 킨제이 보고서에도, 여성이 오르가슴을 느끼기 위한 전희 시간은 평균 20분이라고 하는데. 남성들이여 적어도 최소 10분 이상은 애무에 정성을 들이시기 바란다. 다시 한번 말하지만 사이즈에 기죽지 마시라. 존중과 진심 어린 사랑의 애무는 손가락 하나 정도의 굵기와 크기에도 충분한 교감을 느낄 수 있으니 사이즈에 고민하지 마시라. 그래도 자신이 없다 해도 고민하지 마시라. 요즘은 의술이 많이 발달해서 진피 파우더를 이용한 귀두 및 음경 확대 수술을 하는 것도 성형수술처럼 충분한 자신감과 위안이 될 수 있기 때문이다. 그러기 위해선 풍부한 오랜 경험을 가진 의사와의 상담이 매우 중요하다.

8) 남성 발기의 생리학적 원리는?[13]

남성이 성적으로 흥분하면 뇌의 시상하부에 있는 부뇌실핵PVN이 도파민을 분비하고 발기와 관련한 신호를 척추신경을 통해 음

---

13) 「남성 발기의 생리학적 메커니즘」, 레포트월드, https://www.reportworld.co.kr/knowledge/2100

경으로 보내고, 음경 안에는 수세미와 비슷한 모양의 해면체가 있는데 신호를 받은 해면체의 내피內皮세포와 음경의 신경말단에서는 산화질소NO가 분비되게 된다. 이 산화질소의 작용으로 음경 동맥 혈관과 음경평활근이라는 근육이 늘어나고 Cyclic GMP라는 물질의 생성을 촉진하는데, 이 물질에 의해 정맥이 좁혀져 해면체에 피가 고여 팽창하게 되어 발기가 일어나는 것이다.

발기 상태에서 회복될 때에는 이와 반대의 작용이 일어나는데, 한 가지 특이한 점은 포스포디에스터라제PDE-5라는 효소의 작용으로 Cyclic GMP가 분해되어 그 농도가 낮아지면서 변화가 일어난다는 것이다.

제 **3** 장

방중술에
꼭 필요한
웨이트 트레이닝
네 가지

1

스텝머신(스텝퍼)[14]

✦

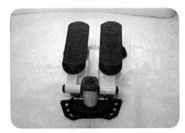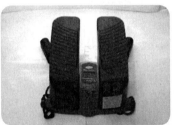

스텝퍼는

① 계단 오르기를 집에서 할 수 있도록 고안된 운동 기구로 중력을 거슬러 오르며 운동하는 구조이기 때문에 유산소와 근력 두가지 운동 효과를 동시에 누릴 수 있는 운동 기구다.

---

14) 「멀킨 스텝퍼 그리고 운동효과 알아보기」, Sweet Analyst, 2020. 3. 21. 수정, 2021. 10. 14. 접속, http://sweetanalyst.com/melkin-steper/

② 스텝퍼는 엉덩이와 허벅지, 종아리 근육을 주로 사용해서 자연스럽게 힙업이 되는 효과를 누릴 수 있다.

③ 계단 오르기가 굉장히 간단하면서도 운동량이 많은 운동이지만 많은 분들이 접하지 못하는 이유중 하나가 무릎 관절의 부상 때문이다. 올라갈 때는 괜찮지만 내려올 때는 중력을 함께 받으며 내려오기 때문에 자칫 잘못하면 무릎 관절에 부상을 입을 수 있는데 스텝퍼는 이런 부상의 걱정 없이 무릎 관절을 강화할 수 있다.

④ 유산소운동 기능으로 심폐 건강 강화에 많응 도움이 되며 하루 10분 정도 운동으로도 자연스럽게 심폐 지구력 강화가 되는 일석이조의 운동 기구다.

중요한 건 하체 근력을 기르는 것. 이는 허리, 복근과 함께 섹스 시 부화가 많이 걸려 피로가 가장 많이 쌓이는 근육이므로, 운동이 보약이라 생각하고 이 네 가지 운동을 합해 미니멈 30분은 매일 해야 한다. 물론 자기 체력에 맞게 해도 되지만 매일 꾸준히 하는 게 중요하다.

2
라잉 레그컬

✦

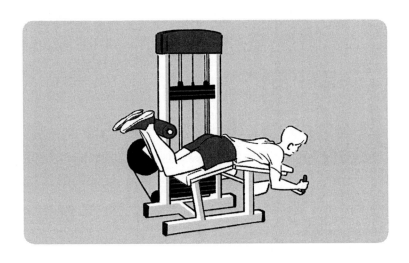

백 레그프레스라고도 불리는 허벅지 운동으로, 허벅지 뒷부분의 근육 발달에 좋은 운동인 동시에 허리 운동까지 같이 되는 운동이다.

먼저 그림처럼 머신에 천천히 엎드려 눕고 손잡이를 꼭 잡은 채 발의 아킬레스건 쪽을 롤 패드에 대고, 들 수 있는 무게만큼만 천천히 무릎을 굽혀 들어 올렸다 내리는 운동이다.

꼭 위 그림 같은 기구가 아니어도 몇 개의 운동을 하나의 기구에서 할 수 있는 운동 기구처럼 된 기구여도 똑같다

숨을 들이마시면서 패드가 엉덩이에 닿기 직전까지 올려 주고 천천히 숨을 내쉬면서 처음 자세로 천천히 내려 주면 된다. 특히 내릴 때 주의할 점은, 무게를 이기지 못해 혹 떨어지지 않도록 하는 것이다. 내릴 때까지 힘을 유지하는 게 포인트이며, 그러기 위해선 편하게 올리고 내릴 수 있는 무게를 선택해야 한다. 의욕이 앞서 중량을 들다 보면 근육에 무리가 와서 꾸준히 할 마음을 잃을 수도 있기 때문이다. 또한 이 운동을 하다 보면 허리와 허벅지 뒤 근육부뿐만 아니라 탄탄한 엉덩이 근육에도 많은 운동이 된다.

3
복근 운동[15]

✦

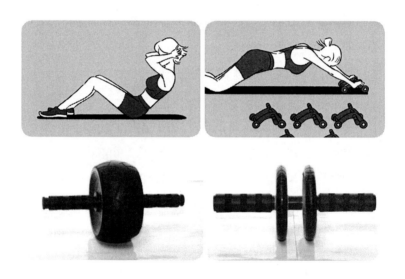

15) 「복근」, 나무위키, 2021. 10. 13. 수정, 2021. 10. 14. 접속, https://namu.wiki/w/복근

복부에 위치한 근육. 복벽의 한 부분이며, 배의 앞쪽에 위치하고 있어, 섹스 시 가장 필요한 허리 운동과 하체 운동과 함께 대표적 3대 운동. 복부에는 중요하고 연약한 장기인 간과 장 등이 있는 데다 이를 보호할 만한 뼈가 없기 때문에 복근이 유독 발달해 있다. 설령 근육이 없다 해도 체지방이 쌓여 남녀 불문하고 쉽게 푹신해진다. 여성의 경우에는 에스트로겐의 영향으로 체지방의 축적이 쉬울뿐더러, 특히 자궁을 보호하기 위해서 특히 아랫배가 더욱 푹신해진다. 비만인지 근육질인지를 가장 쉽게 파악할 수 있는 부위이기도 하다.

사실 복근이라는 것은, 단순히 말랐다는 이유만으로도 윤곽이 드러날 수 있다. 하지만 이런 경우는 단순히 체지방이 없어서 피부 밑의 복근이 드러난 경우일 뿐, 근육 운동을 통해 충분히 볼륨이 발달된 균형 잡힌 식스팩을 가지는 것은 매우 힘든 일이다. 또한 복근은 매우 얇고 넓은 근육이라서, 웨이트 트레이닝을 해도 다른 대근육들과는 달리 근성장을 시키기가 어려운 부위에 속한다.

하지만 많은 사람들이 복근에 대한 열망이 커지면서 웨이트트레이닝 운동법에 관심이 많아졌고, 특히 최근에는 비대면 운동이 각광받으면서 '집에서도 간단하게 할 수 있는 복근 운동법'을 찾는 사람들이 늘어나고 있다. 그러나 그중에서도 윗몸일으키기같이 허리가 자주 움직이는 운동의 경우에는 자세가 조금민 흐트러져도 허리 관절에 매우 안 좋으니 웬만해선 지양하자.

물론 근사한 복근을 만들면 더 바랄 게 없겠지만 이 책의 운동 목적은 근사한 복근이 아니라 방중술에 필요한 지구력을 갖는 것이기 때문에 뼈를 깎는 고통을 이겨 내면서까지 명품 복근을 만들어야 한다고는 생각지 않는다. 필자도 한때는 복근 운동을 열심히 한 적은 있지만 경험상 어렵게 운동하지 않아도 요즘은 복근 운동하기 편하게 만들어져 나와 있는 기구들이 많다. 그중에, 필자의 개인적 취향일지 모르지만 집에서 편하게 운동할 수 있는 위 그림의 'AB슬라이드' 또는 '롤아웃'이라 불리는 기구를 사용해 보니 몸에 무리가 가지 않고 복근 운동과 상체 근육 강화에 도움이 되는 탁월한 운동 기구라 말할 수 있겠다.

4

벤치프레스¹⁶⁾

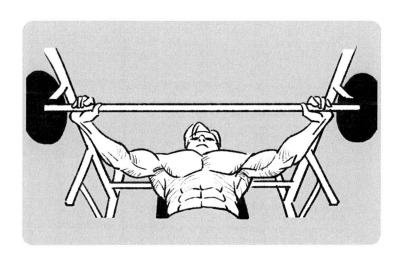

16) 「바벨 벤치프레스 덤벨 벤치프레스의 숨겨진 10가지 팁tip」, snulaw2000 네이버 블로그, 2011. 5. 31. 수정, 2021. 10. 14. 접속, https://blog.naver.com/snulaw2000/110110072908

벤치프레스는 헬스클럽에 가면 가장 많이 쓰이면서도 가장 기본적인 훈련 종목이다. 그러나 먼저 말해 둘 것은, 방중술에 필요한 운동은 그림처럼 몸짱을 만드는 게 목적이 아니라 운동 부족으로 오는 근육의 피로를 해소할 수 있을 정도로 근육에 지구력을 기르는 것이니, 많은 운동량보단 체력이 감당할 수 있도록 매일 자신의 체력에 맞게 늘려 가는 게 중요하다. 물론 할 수만 있다면 그림처럼 하는 것도 나쁘진 않겠지만 만약 할 수 없는 여건이면 정확한 푸시업이라도 집에서 매일 하길 바란다. 여건이 안 된다고 포기하는 것보다 근육 건강에 도움이 될 테니까 말이다.

그런데 벤치프레스 훈련은 심심치 않게 부상이 발생하곤 한다. 그 첫 번째 이유는, 운동 자체가 너무 간단한 동작이라는 착각하에 기술적인 측면을 망각해 버리기 때문이다.

단순히 바벨을 올렸다 내렸다 하는 심플한 훈련 방식이지만, 벤치에 누운 사람이 정확한 자세와 기본 훈련이 되지 않은 상태라면 굉장히 큰 실수를 할 수 있다는 걸 명심해야 한다.

1) 발바닥을 땅에 완전히 붙여라

많은 초보자분들 가운데 리프팅 시 발끝을 땅에 살짝 대고 꾸물럭거리는 분들이 계신데, 강력하게 고정되어 있는 발에서부터 모든 파워가 시작된다.

　나의 모든 힘은 고정되어 있는 다리에서 부터 허리, 어깨, 가슴을 타고 바로 전해져 올라간다고 생각하시면 이해가 빠를 거다.

　아예 바를 잡기 전부터 발을 고정시켜야 한다.

2) 엉덩이를 벤치에서 떼지 마라

　상체를 완전히 벤지에 고정시킨다. 상체의 고정이 중요하다.

3) 바벨을 엄지손가락으로 감싸 쥐어라

　논란이 많은 부분이다. 벤치프레스 하시는 많은 분들이 펄스그립(엄지손가락이 바벨을 잡았을 때 다른 손가락들과 같은 방향을 하는 그립)을 사용하시라 믿는다.

　하지만 그것은 오랜 시간을 벤치프레스에 투자한 고수들일 경우에 적합한 그립 방법이다.

　그럼에도 불구하고 필자는 아직까지 펄스그립에 대해 그리 좋은 생각을 가지고 있지 않다.

　단지 위험하다는 것 이전에 바에 대한 컨트롤 능력이 거의 없다는 것이다.

중량을 치며 밀어 올릴 때 바벨은 배 쪽을 향하게 되는 경향이 있다.

이때 펄스그립으로는 제대로 중심 잡기가 힘들어 자기도 모르게 자연적으로 허리를 사용해(허리를 다리처럼 휘게 하는 행동) 바를 뒤쪽으로 컨트롤하게 된다.

이것을 브리징이라고 하는데, 완벽한 동작 시 브리징은 허용이 되질 않는다.

이것은 우리가 벤치 프레스 시 알게 모르게 하는 치팅이다.

그러나 더 중요한 것은, 이런 치팅이 해당 근육 그룹에 있어 그리 도움이 되질 않는다는 것에 있다.

4) 손목을 고정시켜라

이 훈련을 하시는 분들 중 제일 많이, 그것도 좀 하셨다하시는 분들조차도 흔히 하시는 실수다.

그게 뭐냐, 바를 밀어 올릴 시 손목이 뒤로 꺾이는 현상이다.

어떤 분들은 또 손목을 앞뒤로 꺾는 분들도 계시는데, 그것은 아니다. 사실 정반대로 생각하시면 된다. 손목이 움직이게 되면 대흉근에서 생성되는 파워가 손목을 통해 희석된다.

하지만 손목이 고정되어 있으면 그 힘이 바로 손을 타고 바로 전해지게 된다.

만약 훈련 시 손목이 움직이는 걸 느끼신다면 손목에 아대를 차고 동작을 취해 보시기 바란다.

5) 전완근이 수직이 되게끔 잡아라

이것이 아마노 벤치 동작에 있어 제일 까다로운 동작이 아닐까 싶다.

사람마다 사이즈가 다들 다르듯이, 그립의 넓이도 다 다를수 밖에 없다. 바를 내렸을 시 바와 가슴이 수직으로 된 상태가 가장 이상적인 상태이며, 넓이 역시 바를 내렸을 때 바의 저항에 무리 없이 들어 올릴 수 있는 상태가 운동을 시작하는 나에게 맞는 넓이라 생각하면 된다.

6) 리프팅 시 숨을 참아라

바를 받침대에서 떼어 내고 완전한 포지션에 있을 때 숨을 깊이 들이마신 후 멈추어 준다.

리프팅 시 숨을 쉬게 되면 횡격막과 흉곽이 릴렉스 상태가 된다. 이것이 우리의 파워베이스를 축소하게 된다. 바가 완전히 올라간 후 다음 rep에도 숨을 참아 준다. 한 회 동작 시 고작 1~2초밖에 걸리지 않으니 산소량이 모자라 쓰러지는 일은 없을 것이다.

하지만 가벼운 중량으로 많은 반복 횟수 훈련 시 이 팁은 도움이 되질 않다는 걸 명심해 주시기 바란다.

7) 바를 가슴에서 멈춰라

이것은 초보자라면 의심의 여지없이 해야 하는 팁이다. 이 방법이 해당 근육의 성장을 가장 빠르고 안전하게 해 주는, 그리고 길게 봤을 시 리프팅의 올바른 출발점이라고 볼 수 있다. 길게 멈출 필요도 없이 1초 정도 멈춰 주시면 충분하다.

그런데 이런 동작이 바를 가슴에 퉁퉁 튕겨 주는 안 좋은 버릇으로 남을 수도 있다.

바를 가슴에 튕긴다는 것은 모든 근육을 위험에 처하게 하는 행동이다.

특히 가슴, 팔꿈치, 예민한 손목에 부상을 줄 수 있다.

만약 위 훈련법을 익히신다면 처음엔 힘들겠지만 반듯이 짧은 시간 안에 더 많은 중량을 다룰 수 있고 확실한 펌핑 감각을 느낄 수 있을 것이다.

8) 바벨의 컨트롤을 유지해라

바를 내릴 시 그냥 가슴에 확 내려 버리는 분들이 있다. 매회 바를 내릴 시엔 흔들림 없이 반드시 목표 지점(흉골이 끝나는 부분)으로 내려놓아야 한다는 걸 인지하시고 내리셔야 한다. 마찬가지로 바를 올릴 시에도 팔꿈치는 반듯이 바가 놓여 있는 손목을 기준으로 해서 수직 상태로 올라가야 한다.

9) 가슴의 가동 범위에 집중해라

바가 가슴에 살짝 닿았을 때, 대흉근을 쭉 당긴다고 생각하고 잠깐 멈춘 후 그대로 다시 위로 쭉 올려 준다.

10) 폭발적으로 밀어 올려라

바벨이 가슴에 가까워졌다면 힘차게 올려라.

중력이 거꾸로 됐다는 느낌으로 위로 떨어뜨려 준다고 생각하라.

강력한 펀치를 먹인다고 생각하시면서 팔을 뻗으라.

열심히 하신다면 더 무거운 중량을 다룰 수 있음과 동시에 근 파워 향상에 도움을 줄 것이다. 위 팁들의 폼을 완전히 마스터하기 전까지는 가벼운 무게로 훈련을 하심이 좋겠다.

머릿속에 잘 새겨 놓을 것은, 벤치 동작에 있어 완벽한 기술은 근육 생성에 있어 '절대적'이라 할 수 있다.

이상 위 네 종목의 운동은 섹스 시 가장 많이 사용되는 근육들을 강화시키는 것이니 하루에 네 가지 운동을 합해 30분씩이라도 운동을 해서 근육을 강화해야 한다.

30분도 어려우면 10분씩부터라도 시간을 늘려 가면서 운동하시기 바란다. 운동이 보약이다.

제 **4** 장

방중술에
도움이
되는 것들

$$\gg 1 \lll$$

매일 먹으면 좋은 음식

✦

1) 삼지구엽초[17)

삼지구엽초horny goat weed는 음양곽이라는 이름으로 더 잘 알려져 있는데, 정력을 세게 하고 음위를 치료하고 불임증과 혈압을 낮추며 저혈압, 당뇨병, 심근경색, 신경쇠약, 치매를 예방한다.

뼈와 근육 힘줄을 튼튼하게 하며 성 신경을 자극해 정액을 많이 나오게 하고 성욕을 왕성하게 한다고 되어 있다.

삼지구엽초를 동물에게 먹여 실험을 한 결과도 흥미롭다. 삼지구엽초를 동물에게 먹이면 성욕이 왕성해지고 삼지구엽초에 들어 있

---

17) 「삼지구엽초(음양곽)」, 한글 동의보감, 2006. 5. 13., http://hidream.or.kr/donguibogam/?month=5&year=2006&go_date=20060513

는 에피메딘 성분을 개에게 주사했더니 정액이 훨씬 많이 분비되고 교미 시간도 늘어났다고 한다. 현대 의학에서도 음양곽이 성 신경을 자극해 성 기능을 높인다는 것이 임상적으로도 증명되었음을 적고 있다.[18]

이런 삼지구엽초가 유명해지기 시작한 것은 1994년 등소평이 삼지구엽초를 원료로 한 술을 반주로 마시고 있다는 사실이 보도 되면서 부터라고 한다.

『본초강목本草綱目』에 이에 관한 이야기도 전해지고 있는데, 옛날 중국 남부 쓰촨 성에서 양을 치던 팔순 노인이 우연히 한 숫양에게 관심을 갖게 되었다. 그 양은 기이하게도 하루도 거르지 않고 무려 백여 마리가 넘는 암양과 교접을 하고 교접 후 기진맥진 쓰러질듯 비틀거리면서 산으로 기어 올라갔는데, 내려올 때는 어떻게 원기를 회복했는지 힘차게 달려 내려왔다. 이를 본 양치기 노인은 산으로 올라가는 숫양을 뒤따라가 보니 이름 모를 풀을 정신없이 뜯어 먹고 있었다. 그리고 다시 내려온 숫양은 암양과 교접을 즐겼다.

노인은 궁금증이 생겨 그 풀을 먹어 보았는데 이게 웬일인가! 풀을 먹고 나자 두 다리는 물론 가운데 다리마저 용솟음치는 힘이 느껴지는 것이 아닌가!

산에 오를 때는 지팡이를 짚고 간신히 올라갔던 노인은 지팡이

18) 「약용식물—음양곽(삼지구엽초)」, 경남신문, 2001. 9. 14., http://www.knnews.co.kr/news/articleView.php?idxno=305246

를 팽개치고 뛰어 내려왔다.

그 후 노인은 새장가까지 들어 아들까지 낳았다고 한다.

그 풀이 양의 정력을 발동시켰다 해서 이름을 음양곽이라고 불렀으며, 바로 삼지구엽초다.

내려오는 얘기라지만 참으로 혹하게 삼지구엽초를 잘 표현한 글이 아닌가 생각이 든다.

그런데 위 얘기가 틀린 말들이 아닌 것 같다. 필자는 이 음양곽을 물처럼 끓여 마신 지가 30년이 훨씬 넘었다. 앞에서도 얘기했지만 위 내용이 모두 사실이다. 낼모레면 예순일 나이에 피로의 회복이 빠르고 또래 나이보다 흰머리도 많지 않고 나이보다 젊어 보이고 등등….

그동안 지켜 온 방중술과 건강을 위해 투자한 결과가 아닐까 생각한다. 많은 사람들이 아프고 나서야 건강을 지키려 하는 걸 보면 동정이 가면서도 참으로 어리석다는 생각이 든다. 특히 술과 만병의 근원인 담배의 위해함을 그렇게 홍보하는데도 술과 담배로 인해 건강을 잃는 분들. 못 끊는 가장 큰 이유가 스트레스라고 하는 분들이 많았지만, 그럴 때마다 술과 담배로 스트레스를 푼다면 장담하건대 99퍼센트는 폐의 괴사와 그 밖의 여러 합병중으로 10년은 일찍 돌아가실 수 있음을 반드시 장담한다.

이렇게 이야기하면 몇십 년을 피워도 오래 사는 TV에 나온 장수 할아버지들 얘기를 많이 하시는데, 환경과 습관과 하는 여러 일들이 다르기 때문일 수도 있다. 그걸 이유로 자기의 합리화를 시킨다면 이미 나의 앞날은 반드시 사망 선고를 받고 사는 것과 다를 게 없다 생각하시라. 눈앞에 온 100세 시대, 골골 100세로 살면 무슨 의미가 있는가! 자식들에게도 못 할 일 아니겠는가!

아프고 나서 후회하지 말고 우리 모두 건강할 때 제발 건강을 위해 노력해야 한다.

◆ 음양곽 효능 1

염증, 소염 진통, 근육의 긴장을 풀어 주는 효과, 각종 관절염 증상을 완화시켜 주는 효과가 있다. 또한, 몸속 소화기관을 튼튼하게 해 주는 효과가 있고, 잦은 소화불량, 식욕부진 증상을 완화시켜 주고, 콧속 점막 모세 혈관 염증을 진정시켜 주고 코 점막을 튼튼하게 해 주는 효과가 있어 호흡기 질환, 비염이 있으신 분들이 꾸준히 드시면 많은 도움이 된다.

◆ 음양곽 효능 2

남성 호르몬 작용과 정력을 증가시키는 대표적인 약초로 우리들에게 심지구 업초로 잘 알려진 약초다.

음양곽은 음위의 특효약이며 양기를 돋우는 약이다. 오랫동안 먹으면 무릎을 보하고, 남자의 양기가 떨어져 일어서지 않을 때, 여자의 음기가 떨어져 아이를 생산하지 못할 때, 노인의 건망증, 신경쇠약, 식욕부진, 저혈압, 소화불량에 효과가 있어 '선령비'라고도 한다.

그러나 무엇이든 과하거나 잘 알지 못하고 복용하면 좋지 않듯 한의사협회는 "음양곽이 다이어트와 미용에 효과가 있고 심지어 건망증에도 효능이 있는 것처럼 일부 언론에 보도되고 있는데, 그것은 검증되지 않은 사실"이라고 발표한 적이 있다. 또한 영양분이 결핍돼 몸에서 열이 나고 가슴 속이 답답한 '음허' 증세를 겪는 사람은 복용하지 말아야 한다고 한다.

◆ 음용 방법

삼지구엽초 먹는 법으로는 간단하게 차와 술로 담가서 섭취하는 방법이 있다. 차는 뿌리, 줄기, 잎 모두 사용할 수 있으나 줄기를 많이 넣으면 색깔이 탁해져서 필자는 넣지 않고 끓인다. 음양곽을 흐르는 물에 잘 씻어 물 2리터에 음양곽 20~30그램(성인 한 주먹 정도)을 물이 끓을 때 넣고 20분 정도 끓인 후 식혀 우려낸 잎을 걸러 내고 냉장실에 보관하면서 보리차처럼 음용하면 된다.

단, 인터넷이나 책에는 꿀이나 설탕을 넣어 먹으라고도 되어 있지만, 그냥 마시는 것이 건강에도 좋을 뿐 아니라 오랫동안 장기적으로 물처럼 드시려면, 차의 성질이 쓰기는 하지만 그냥 마시는 것이 좋다. 처음이라면 잎을 적게 넣거나 해서 조절하면 된다.

◆ 삼지구엽초 술 만드는 법

재료: 소주 2리터, 음양곽 200그램, 설탕 250그램

① 음양곽을 잘게 썰어 용기에 넣고 소수를 부은 나음 밀봉해 시원한 곳에서 보관한다. 처음 4~5일 동안은 액을 흔들어 주고, 10일 정도 지나면 개봉해 건더기를 천으로 거른다.

② 액은 다시 용기에 넣으며 이때 설탕과 생약 찌꺼기 1/5을 넣고 밀봉해 시원한 곳에서 보관한다.

③ 1개월 후에 건더기를 여과지로 거르면 호박색의 약술이 된다.

④ 1회 30밀리리터씩 하루에 2~3회, 식전 또는 식사 때에 마신다.

2) 발아 현미[19]

현미는 도정하지 않고 탈곡만 해 껍질을 벗긴 쌀로 쌀눈과 쌀겨 바깥 부분이 붙어 있어 백미와 달리 물에 불리면 싹이 튼다.

---

19) 이한, 「'밥이 보약' 발아현미 재조명」, 브레이크뉴스, 2016. 3. 24., https://m.breaknews.com/a.html?uid=434928

현미를 24시간 정도 물에 불리면 배아 부분이 0.5~1밀리미터 솟아오르는데, 이 상태에서 발아를 멈춘 쌀을 발아 현미라고 하고 불린 물을 '현미발아수'라고 한다.

현미를 포함해 일반 종자가 발아한다는 것은 종자에 있어서 일대 이벤트이며, 환경조건이 갖추어지고 발아에 필요한 영양성분이 최고 상태인 단계에서 발아를 시작하는데 현미의 경우 약 32도의 미지근한 물에서 22시간 정도 담가 두면 수분을 약 30퍼센트 흡수한 단계에서 현미에 극적인 변화가 일어난다.

배아 부분이 싹 트기 시작해 그때까지 잠자고 있던 각종 효소가 일제히 활동하기 시작, 원래 현미에 포함돼 있던 각종 우수한 영양성분의 양이 증가한다.

또, 각종 암의 예방과 치료에 도움이 되는 것으로 알려진 피틴산과 같이 현미에는 각종 미네랄과 결합함으로써 각각 본래의 효능이 발휘되기 어려운 상태로 존재하는 성분이 효소의 작용으로 유리되어 직접 효능이 발휘되는 상태가 된다.

발아 현미에 대한 각종 연구자료 들을 보면 발아된 현미는 치매증 예방과 경감에도 도움이 되는 성분(PEP 저해 물질)과 같이 현미중에는 거의 존재하지 않는 성분이 새롭게 생성되는 것도 밝혀지고 있다.

이 성분들이 어린이 성장에 필수적인 라이신, 생활 습관 병을 예방하는 GABA(고혈압, 동맥경화 등 순환기계 질환 예방), 항암 작용이 뛰어난 아라비녹실레인, 암 예방을 도와주는 피티산 등이 생성되면서 건강에 많은 도움을 준다고 돼 있다.

현미가 발아되는 과정에서 당뇨병 환자의 혈당 수치를 낮추고 신경과혈관 손상도 막는 효소가 생성되기 때문이란 사실이 동물 실험을 통해 규명 되고 있다.

3) 양파[20]

현대는 각종 인스턴트 식품들과 고열량의 음식들과 교통의 발달로 편한 것을 추구하는 사람들의 신체 움직임은 점점 줄어들고 있어, 많은 사람들이 비만과 각종 성인병에 시달리고 있다.

이런 비만과 성인병을 예방하고 인기 있는 대표적인 웰 빙 식품 중 하나가 양파로, 무기질과 식이섬유가 풍부해 혈액순환과 변비에 좋으며, 칼슘의 함량이 높고, 지방을 녹이는 성분이 있어 건강뿐 아니라 다이어트에 아주 좋은 식품이다.

서아시아 또는 지중해 연안이 원산지라고 추측하고 있으나 재배 역사는 매우 오래되어 기원전 3000년경의 고대 이집트 분묘의 벽화에는 피라미드를 쌓는 노동자에게 마늘과 양파를 먹였다는 기록이 있고, 그리스에서는 기원전 7~8세기부터 재배했다고 한다.

---

20) 「양파」, 나무위키, 2021. 10. 11. 수정, 2021. 10. 14. 접속, https://namu.wiki/w/양파

또한 예로부터 중국인들은 기름진 음식을 많이 먹으면서도 고혈압, 동맥경화 등 성인병에 잘 걸리지 않는다고 한다. 그 이유는 바로 중국 음식에 기본으로 들어가는 양파에 들어 있는 펙틴이라는 물질이 콜레스테롤을 분해하기 때문이다. 또한 양파는 굽거나 튀기거나 삶거나 말리는 등의 요리 과정을 거쳐도 영양소 손실이 없고 부작용도 없다. 특히 양파는 다이어트 운동 시 근육이 많이 뭉쳤을 때도 이를 풀어 주는 효과로 운동 효과를 높여 준다.

이뿐만 아니라 양파는 혈액에 양분이 너무 많이 흡수되는 것을 막고 젖산과 콜레스테롤 및 고지방을 녹여 주는 유화프로필이라는 성분이 포함되어 있어, 해로운 물질을 없애 혈액을 깨끗하게 하는 스펀지와 같은 역할로 피를 정화시켜 주기 때문에 양분의 흡수를 막아 주며, 또 유해 물질까지 흡착, 배설시켜, 몸속을 깨끗이 하는 데 도움을 주어 여성의 피부 미용에도 좋고 잔주름 예방 효과도 있다.

또한, 양파에 많이 들어 있는 글루타치온은 시력이 떨어지는 것을 막고 간 기능을 좋게 한다. 또 매운맛을 내는 알 리신은 몸을 따뜻하게 하고 피로 회복에 좋은 비타민 B1의 흡수를 높이기 때문에 감기에 걸렸을 때 먹으면 좋으며 고기 요리에도 넣으면 누린내를 없애고 살균 효과도 있다. 간단하게 양파 조각을 식사 때 춘장이나 고추장에 찍어 드셔도 혈액순환에 많은 도움이 될 수 있다.

우리 몸을 이롭게 하는 것들

✦

1) 대추[21]

◆ 대추의 효능

과육에는 주로 당분이 들어 있으며 점액질·능금산·주석산 등도 들어 있으며 씨에는 베툴린, 베투릭산 지방 등이 들어 있어 한방에서는 이뇨강장 건위진정 건위자양의 약재로 널리 쓰인다. 또한, 식용으로 널리 쓰여 관혼상제 때의 음식 마련에는 필수적인 과실이다.

21) 윤여진, 「제대로 알고 먹는 약재 상식—대추(대조)」, 푸드투데이, 2012. 8. 28., http://www.foodtoday.or.kr/news/article.html?no=95362

제상이나 잔칫상에 과실을 그대로 놓거나 조란·대추초 등의 과정류로 만들어 놓으며, 떡이나 음식의 고명으로도 많이 이용된다.

특히 대추는 남자아이를 상징해서 혼인식 날 폐백상에서 새 며느리의 첫 절을 받을 때 대추를 집어 며느리의 치마폭에 던져 주는 풍속이 있다.

대추차는 당질과 비타민 A·B1·B2가 상당량 들어 있어 예로부터 보건차로서 애용되어 왔으며, 신경쇠약·빈혈증·식욕부진·무기력, 그 밖에 피부를 윤택하게 하는 데 효과가 있다.

차로 마시거나 생으로 먹는 것으로도 신경 완화 작용을 해 긴장, 흥분을 가라앉혀 마음을 편안하게 진정시켜 주는 효과가 있어 스트레스를 많이 받는 분 수험생들 갱년기 여성 히스테리 증상이 있는 분들에게 많은 도움이 되는 천연신경 안정제이고 긴장을 완화시켜 주고, 심신을 편안하게 해 주는 효과가 있어 스트레스성 불면증 등에 효과가 있다.

성질이 따뜻한 음식으로 혈액순환을 원활하게 하고, 수족냉증, 냉이 많은 여성들이 꾸준히 복용하면 효과를 볼 수 있으며, 신장을 튼튼하게 해 몸 속 노폐물이 잘 배출 되도록 도와주고, 몸이 자주 붓는 사람들에게 도움이 되는 음식이다.

염증, 소염 진통, 근육의 긴장을 풀어 주는 효과, 각종 관절염 증상을 완화시켜 주는 효과가 있는 음식이다. 또한 몸 속 소화기관을 튼튼하게 해 주는 효과가 있고 잦은 소화불량, 식욕부진 증상을 완화시켜 주고, 콧속 점막 모세 혈관 염증을 진정시켜 주고 코 점막을 튼튼하게 해 주는 효과가 있어 호흡기 질환, 비염이 있으신 분들이 꾸준히 드시면 많은 도움이 되는 음식이다.

◆ 음용 방법

대추로 만든 한국의 전통차傳統茶도 벌레 먹지 않고 잘 익은 대추를 골라 물에 잘 씻어 말린 다음, 종이 봉지에 넣어 습기 없고 통풍이 잘되는 곳에 매달아 두고 사용한다.

대추차는 보통 달여서 마시지만 즙을 내어 뜨거운 물에 타서 마시면 더욱 맛있다. 대추에 물을 붓고 대추가 완전히 흐물흐물해질 때까지 푹 고아서 베 보자기나 거즈에 싸서 꼭 짠 후 여기에서 나온 즙을 다시 솥에 붓고 은근한 불에 달여서 물엿같이 만든다.

이때 주의할 것은, 달이는 동안 주걱 같은 것으로 자주 저어서 밑이 눋지 않도록 하는 일이다. 여기에 물을 3:1의 비율로 혼합해서 뜨거운 물에 2~3스푼씩 타서 매일 아침저녁 식후에 마시면 좋다.

대추를 잘 씻어 물기를 제거한 뒤 과도로 하나하나 살을 도려내서 대추 살만 비닐랩에 담아 냉장실에 보관하면서, 가미하지 않은 도려낸 생 그대로의 대추와 4등분 낸 생당근 한 조각이나 4등분한 사과 한 조각과 군것질 대신 간식처럼 드시면 건강에 많은 도움이 된다.

단, 도려낸 대추 살만 먹을 때나 당근이나 사과와 같이 먹을 때나 많은 양을 드시지 않는 게 영양 균형 면에서 좋다.

그리고 대추 살을 도려내고 남은 씨는 대추차를 만들 때 같이 넣어 차로 끓이거나 음양곽 물을 끓일 때 같이 사용 하면 좋다.

2) 잣[22]

송자松子, 백자栢子, 실백實栢이라고도 한다.

삼각형 또는 달걀형으로 날개가 없으며, 양면에 얇은 막이 있고 길이 12~18밀리미터, 지름 12밀리미터다. 가을에 채취해 식용하거나 약용한다. 약으로 사용할 때에는 해송자라고 한다.

잣은 우리나라의 특산으로 명성이 높아 예로부터 중국에까지 널리 알려져서 당나라 때의 『해약본초海藥本草』에는 그 생산지를 신라로 기재했다.

또, 명나라 때의 『본초강목』에서는 신라 송자新羅松子라 칭하기도 했다.

---

22) 「잣」, 한국민족문화대백과사전, http://encykorea.aks.ac.kr/Contents/Item/E0048227

◆ 잣의 효능

잣에는 지방유가 약 74퍼센트 정도 들어 있고 그 주성분은 올레인산·리놀렌산이다. 약성은 온화하고 맛이 달다. 오래 먹으면 노인성 변비에 장의 유동 운동을 촉진시키면서 배변을 용이하게 하는 효과가 있다.

또한, 가래가 나오지 않는 이른바 마른기침을 하는 사람이 복용하면 폐의 기능을 정상으로 이끌면서 기침을 멈추게 한다.

또 사람이 너무 수척하고 기운이 없을 때 먹으면 기운이 소생하며, 피부가 윤택해지고 탄력을 얻게 되므로 미용에도 좋다.

그러나 설사와 물변을 보는 사람은 먹지 않는 것이 좋다.

민간에서는 변비 치료제로 활용되어왔으나 약용보다는 식용으로 주로 쓰여 왔다. 각종 음식에 고명으로 들어가며 죽을 끓여 먹기도 한다.

또 정월 보름날에는 잣을 열두 개 준비해 불을 붙여 한 해의 운수를 점치는 민속도 있다.(유럽에서 재배되는 잣은 pignoli라 함.)

3) 호두[23]

『타임』지에서 인체 면역력을 높여 주고 산화를 늦추는 세계 10대 슈퍼 푸드에 선정되었던 대표적인 건강 식품이다. 호두는 원형에 가까운 핵과이며 외과피는 녹색의 육질로 구성되어 있으나 먹을 수 없고, 내과 피는 매우 단단한 골질로 잘 깨지지 않는다. 내과피를 제거하면 먹을 수 있는 종자가 나온다.

중국이 원산지이나 세계 각지에서 재배되며 미국 캘리포니아 주가 전 세계 호두 공급량의 66퍼센트를 차지하고 있다. 한국에서는 주로 경기도 이남지역에서 재배된다.

열매의 핵核 속의 인仁을 식용으로 삼는다. 호두는 본래 동북아시아에 있었는데 이것은 가래나무 열매로서 추자楸子라 한다. '楸' 자는 우리나라에서 만든 글자다. 그러다가 한漢나라 무제武帝 때 장건張騫이 서역에서 새로운 추자를 가지고 들어왔는데 이것을 '호두胡桃'라 하게 되었고, 우리나라에서는 당추자唐楸子라 했다.

당추자는 주로 중부 이남에 분포하고, 익으면 열매가 터져서 속의 핵이 절로 떨어지는데, 이것은 껍데기가 얇아 손으로 쳐서 부술 수 있어 수타호두手打胡桃라고도 한다. 이에 비해 추자는 거의 전국에 분포하고 이 열매는 흙 속에 묻어 과육을 썩힌 뒤 핵을 꺼내는데, 핵의 껍데기가 두꺼워 쉽게 깨지지 않는다.

---

23) 「2017년 4월 18일 퀸스타운 주변에 널려있는 호도胡桃, Walnut의 품성品性과 효능效能」, "Digital"의 뉴질랜드 삶과 인생, 2017. 4. 19., https://blog.daum.net/zestcar/2508994

당추자가 한나라 때에 중국에 들어왔고, 6세기의『제민요술濟民要術』에 나타나지만, 우리나라는 고려시대의『고려도경高麗圖經』에 비로소 나타난다. 그리고 일본의 유명한 중부 산악지의 호두는 임진왜란 때 우리나라에서 가져간 것이라 한다.

오늘날에는 천안 호두의 명성이 지금도 내려오고 있다. 이것은 고려 말에 유청신柳淸臣이 원나라에 사신으로 갔다가 돌아올 때 호두를 가지고 와서 그의 고향인 천안시 광덕면에 심은 것이 시초라고 한다.

일제 때 일본인들이 호두를 수집해 3분의 2는 만주로 수출하고 3분의 1로 호두과자를 만들었으나, 그 양이 부족해서 1940년 일본에서 우량품종의 호두묘목을 많이 들여다 심었는데 이것이 지금도 생육되고 있다.

◆ 호두의 효능과 주의할 점

호두는 많은 양의 지방과 단백질을 함유하고, 비타민B1도 많다.

지방은 60퍼센트 정도 함유하고 연노랑색의 투명한 기름으로 나쁜 냄새나 맛이 없는 질이 매우 좋은 건성유乾性油다. 단백질은 23퍼센트 정도로서 다른 식물성 단백질에 비해 트립토판이 많아 질이 좋은 난백질이다. 그리고 칼슘과 인도 많다. 호두는 그대로 먹기도 하고 맥주 안주, 과자나 요리에 첨가하며, 신선로神仙爐에도 쓴다.

또한 호두에는 지방 함량이 높아서 오랜 시간 공기 중에 노출되면 기름이 산화되어 나쁜 기름이 되고 호두의 떫은맛도 강해지게 되서 물에 여러 번 씻은 다음 뜨거운 물에 데치면 호두의 노폐물도 제거되고 나쁜 기름기도 제거돼서 훨씬 식감이 깔끔한 맛이 된다.

◆ 고르는 법

- 상처가 적고 파손이 없는 것
- 표면 색이 선명하고 양호한 것
- 곰팡이가 피어 있지 않은 것
- 장기 건조 시 저장 과정에서 호두알이 눅지 않은 것

◆ 호두를 이용한 밑반찬 음식(호두 건새우 양념 조림) 만들기

- 재료(모든 음식은 1인분을 기준으로 함)
  깐 호두 200그램(2컵), 건새우 150그램, 물 180밀리리터(3컵), 간장 2큰술, 조청 1큰술, 간 마늘 1/4큰술, 다시다 약간(멸치 다시다든 쇠고기 다시다든 모두 OK), 식용유 2큰 술, 참깨 약간
- 조리 방법
  준비한 물이 끓으면 호두를 넣어서 호두의 떫은맛이 가시도

록 약 30초~1분 정도 데치면 호두 기름 같은 게 둥둥 뜬다. 그러면 불을 끄고 찬물에 헹궈 체에 밭쳐 둔다.

(주의할 점: 호두를 오래 삶으면 식감이 떨어지므로 1분 이상은 끓이지 말 것! 그리고 호두를 헹군 다음 체에 밭칠 때 남은 물기에 따라 조리 시 넣을 간장의 양과 양념의 양이 달라짐으로 키친타월로 물기를 잘 닦고 조리할 것인지 체에서만 물기를 털고 조리할 것인지를 계산하고 조리해야 한다. 위의 양념 기준은 물기를 닦았을 때 기준임.)

건새우는 잘 턴 다음 후라이팬에 준비한 식용유를 넣고 약불에 새우가 부서지지 않게 살살 볶다가 받쳐 놓은 호두와 양념들을 넣은 다음 새우와 호두와 양념이 잘 섞여지도록 볶은 후 접시에 담아 참깨를 뿌려 마무리하면 끝.

(주의할 점: 새우를 잘 털지 않으면 새우 가루들로 인해 지저분해짐.)

4) 검은콩[24]

검은콩에는 안토시아닌과 이소플라본 성분이 다량 함유되어 있어 혈액순환 개선 및 노화방지 효과가 탁월하다. 안토시아닌은 검정색 색소로 주로 검정콩 껍질에 많다. 또한 식물성에스트로겐이

---

24) 「슈퍼 블랙푸드 '검은콩', 어디 어디에 좋나?」, 한경뉴스, 2013. 1. 25., https://www.hankyung.com/news/article/201301251260q

라 불리는 이소플라본은 피부를 매끄럽게 하는 효능은 물론 비타민이 풍부한 해조류와 함께 먹으면 폐경기 증후군을 완화시키고 골다공증을 예방한다.

두뇌 발달 및 치매 예방 효과를 갖고 있으며 검정콩은 비타민 B1과 비타민 B12를 우유의 세 배 이상 함유하고 있으므로 자주 섭취해 주면 건강한 모발을 유지하는 데도 도움이 된다.

절임, 김치, 쌈 등으로 이용하는 콩잎에는 콩 못지않은 영양소가 많다. 특히 동맥경화 예방과 염증억제 기능성을 가진 성분이 다량 함유되어 있는데 이 물질은 콩잎이 노랗게 성숙될수록 함량이 더욱 증가한다.

고문헌에 따르면 검정콩은 해독 효과가 있어 한방에서는 검정콩과 팥을 볶아 가루로 만들어 독을 제거하는 데 사용한다.

콩의 사포닌 성분은 체내 요오드 성분을 배출시키는 경향이 있으니 다시마, 미역 등을 함께 섭취하는 것이 좋다. 즉, 된장국에 미역을 넣거나 콩조림을 할 때 다시마를 얇게 채 썰어 조리하는 것이 좋다. 단, 치즈와 함께 먹으면 치즈의 칼슘 흡수를 방해하므로 치즈와 콩을 주재료로 하는 것은 좋지 않다.

그리고 쥐의 눈처럼 생겼다고 해서 서목태, 또는 쥐눈이콩이라고 부르는 콩은 한방에서 약재로 쓰인다고 해서 '약콩'이라고도 부른다. 검은콩은 검은깨, 흑미와 함께 건강에 좋다고 알려진 '블랙 푸드'의 대표적인 식품의 하나로 건강식품, 약재, 다이어트 식품 등으로 폭넓게 쓰이고 있다.

◆ 콩자반 만들기

- 재료: 검은콩 100그램, 식용유 3큰술, 간장 2큰술, 마늘 1/2큰
  술, 조청 1큰술, 참깨 조금, 다시다 조금
- 조리 방법

  콩자반은 콩 비린내 잡는 것과 맛있는 식감이 될 때까지 끓
  여 주면 되는데 콩이 너무 많이 퍼지거나 덜 익어 딱딱하게
  되지 않게 그 시점을 맞추기가 어려우면 번거롭긴 해도 콩이
  익었는지 먹어 보면서 맞추면 된다.

  콩이 다 졸면 식용유와 간장과 마늘과 조청을 넣고를 물기가
  거의 날아갈 때까지 조리다 끄고 식히면 된다. 마지막에 참깨
  를 뿌려 주면 끝.

  (주의할 점: 콩 조림은 재료를 넣고 조리할 때 타기 쉬워 불의 강약 조
  절을 잘하는 게 관건이다. 그리고 끓일 때 물을 조금 많이 넣고 울어
  난 검은 콩물은 버리지 말고 따라서 식힌 다음 냉장 보관 하면서 밥을
  할 때 밥물로 사용하면 일석이조다. 또한 때깔을 보기 좋게 하기 위해
  선 올리고당과 설탕을 3:1로 넣고 조리면 맛깔스럽고 보기 좋은 콩자
  반이 된다.)

◆ 두유 만들기

• 만드는 법 1

검은콩을 깨끗이 씻어서 맑은 물에 약 세 시간쯤 담가 둔다. 충분히 퍼진 검은 콩을 믹서기에 넣고 담가 놓은 물을 넣어 15분간 잘 간다. 갈린 콩물을 냄비에 넣어 끓으면 불을 약하게 하고 약 10분간 더 끓인다. 갈아진 검은 콩을 실온에서 식힌 후 그릇에 담고 설탕이나 조청을 넣어 마시면 된다.

• 만드는 법 2

검은 콩을 깨끗이 씻어서 완전 익을 때까지 삶은 뒤 식힌 후 믹서기에 삶은 콩과 함께 우유와 꿀이나 조청으로 믹스한 뒤 먹으면 아이들도 좋아하는 영양 가득한 영양 두유가 만들어진다.

남은 삶은 콩은 우러난 물과 함께 용기에 담아 냉장실에 보관해 두유를 만들어 먹거나 간 콩물을 국수에 부어 먹으면 영양 만점 콩국수가 된다. 단 냉장실에선 2일 내에 냉동시키면 10일 이내 먹는 게 좋다.

이와 같은 방법으로 노란콩으로도 콩국수를 만들어 먹을 수 있다.

식당에서 파는 콩국수가 이 노란콩으로 만든 콩물을 사용해서 콩국수를 만든 것이다.

일주일 이상 보관 시에는 냉동실에서 얼려 보관하고 냉동실에서 얼었다 해동 후 남은 콩물은 되도록 48시간 내에 다 먹도록 한다. 콩은 영양가가 높아 삶은 콩은 더욱더 부패가 빨리 되기 때문이다.

◆ 검은콩에 대한 주의 사항

검은콩은 익으면 열이 많으므로 다량으로 먹으면 쉽게 체내의 열이 유발될 수 있다.
검은콩과 피마자, 후박나무 열매를 함께 먹지 않는 것이 좋다.
어린이들은 양이 과다하지 않도록 유의한다.

5) 땅콩[25]

◆ 효능

땅콩은 대표적인 고지방, 고단백, 고칼로리 식품으로 건강식품이다.

---

25) 「땅콩」, 위키백과, 2021. 7. 28. 수정, 2021. 10. 19. 접속, https://ko.wikipedia.org/wiki/땅콩

불포화지방산과 올레인산, 리놀산이 많아 콜레스테롤을 낮추고 동맥경화를 예방해 주며 땅콩의 지방분은 변비 예방에 좋다.

땅콩은 비타민 B군이 많이 함유되어 있어 피로 회복에 도움을 주며 땅콩의 지방은 콩의 세 배, 비타민 B1은 12.6배에 이른다. 또한 리신은 흡수를 향상시키고, 기억력을 증진시키며, 호흡기 기능을 강화한다. 땅콩의 붉은 껍질에는 조혈 효능이 있다.

◆ 이용

땅콩은 100그램 중 단백질 25그램, 지질 47그램, 탄수화물 16그램이 함유되어 있고, 이 밖에도 무기질(특히 칼륨), 비타민 B1·B2, 나아신 등이 풍부한 우량 영양 식품이다. 땅콩 칼로리는 100그램당 569킬로칼로리다. 껍질째 혹은 껍질을 벗겨 볶아 먹는다. 볶은 후 버터에 무치기도 하고, 껍질째 소금물에 삶아 먹기도 하며, 간장에 졸여 땅콩 조림(땅콩자반)을 만들어 먹기도 한다.

중국에서는 팔각 등의 향신료를 넣고 데치거나 소금물에 삶기도 하고, 기름에 튀긴 후 소금을 뿌려 먹기도 한다. 땅콩을 갈아서 만드는 땅콩버터 역시 널리 애용된다. 가열한 땅콩에 설탕이나 밀가루 옷을 입혀 만든 콩 과자나 초콜릿 과자 등의 가공품도 쉽게 찾을 수 있다.

유지 함량이 높아(약 50퍼센트), 땅콩기름도 제조된다. 땅콩기름은 조리용으로 쓰이며, 식용유, 드레싱, 마가린의 재료가 된다.

등급이 낮은 땅콩기름은 비누, 화장품, 면도 크림, 샴푸, 페인트, 폭약(니트로글리세린)의 원료가 되며, 껌 자국을 제거하는 데에도 쓰인다.

땅콩기름을 대체 연료로 사용하는 방법도 시험 중에 있다.

기름을 뽑아내고 남은 찌꺼기는 고단백의 가축 사료가 되며, 잎과 줄기 또한 좋은 사료가 된다. 땅콩 단백질은 아딜 이라고 하는 인조섬유를 만드는 데 쓰이기도 하며 땅콩 껍질의 가루는 플라스틱, 코르크 대용품, 벽판, 연마제 따위를 제조하는 데 이용된다.

6) 밤

밤은 가시가 많이 난 송이에 싸여 있고 갈색 겉껍질 안에 얇고 맛이 떫은 속껍질이 있다.

내용물은 생으로 먹어도 좋고, 이외 갖가지 방법으로 조리해 먹어도 좋다.

단 썩은 밤은 신속히 골라내서 버리도록 해야 한다. 방치해 두면 금방 정상인 밤도 벌레 먹어 썩어 버린다.

또한 가시를 벗길 때는 든든하고 밑창이 쉽게 뚫리지 않는 신발로 밟아서 까면 된다. 밑창이 너무 얇은 것은 위험할 수 있으니 주의하고 밤의 전분은 굉장히 양질이고 몸을 살찌우는 성분이 많이 들어 있고 소화도 잘돼서 환자나 허약 체질인 사람에게 좋다. 밤꽃에서 생산되는 꿀은 매우 색이 진하고 특이한 맛과 향이 있다. 꿀벌이 싫어해서인지 생산량이 적고 쓴맛이 강해 일반적으로는 잘 안 팔리고 약용으로나 좀 팔리는 편이다.

벌레들도 맛있다는 건 아는지 완전히 크기 전 껍질이 약할 때 밤 안에 알을 잘 낳는다. 주로 이 바구미가 이런 종에 속한다.

꿀꿀이라는 수식어가 붙을 정도로 다른 과일에서 나오는 벌레에 비해 정말로 큰 애벌레다.

일단 밤 껍데기에 벌레 구멍 특히 안쪽까지 꺼멓게 뻥 뚫려 있다는 것은 이미 벌레가 먹을 만큼 먹고 나갔거나 그 안에 여전히 벌레가 밤을 파먹고 있다는 표시다. 애초에 벌레가 밤이 열매를 맺기 전에 씨방 속에 알을 낳기 때문에 밤 속에서 알이 같이 자란다. 때문에 구멍이 없어도 적당히 주의를 기울여야 한다. 일단 삶거나 익혀 먹기 전에 반드시 밤 전체를 살펴서 구멍이 있고 왠지 크기에 비해 가볍다면 이미 끝장난 밤이다.

사실 아무리 잘 살펴도 애벌레를 먹을 가능성은 정말 랜덤. 벌레가 무서우면 밤을 먹을 수 없다. 가장 간단한 방법은 물에 넣어서 물에 떠오르는 것을 버리면 된다. 물에 뜨는 경우면 속에 벌레를 먹어서 무게가 가볍기 때문이다.

◆ 먹는 방법

그냥 모든 껍질을 다 까서 먹는 것과 까서 하루 정도 물에 넣어 뒀다 먹는 방법, 구워 먹는 방법(군밤), 쪄 먹는 방법(찐밤), 돌로 굽는 방법(약밤) 등 다양하다. 쪄서 으깨 만드는 한과인 율란도 있다. 군밤을 상품화한 것으로 '맛밤'이라는 제품이 시판되고 있다.

주로 제철인 가을 즈음을 지나서 겨울쯤에 먹는 데 적합하다.

덜 익은 밤은 떫은맛이 강하니 그냥 까서 먹을 때는 주의하자. 다만 밤송이가 활짝 벌어져 내부의 밤을 손쉽게 빼낼 수 있을 정도로 잘 익은 밤을 그 자리에서 바로 까서 먹으면 엄청 맛있다.

또 익혀서 먹으면 부드럽기 때문에 삶아서 먹어도 맛이 있다.

다만 밤 껍질을 까는 데는 힘이 들지만 요즘은 밤 가위라는, 밤을 까는 용도로 만들어진 가위가 나와 조금은 편해졌다.

그 이외에도 과자의 단맛을 내는 데 자주 사용되며 군밤을 구울 때 칼집을 내지 않고 구우면 껍질이 뻥 하고 튀어서 다칠 수가 있다.

실제로 화롯불에 군밤을 구워 먹다가 튄 껍질이 눈에 맞아서 실명한 사고도 있기 때문에 구울 땐 제대로 튀는 것을 막을 수 있도록 칼집을 내 주어야 한다.

7) 사과[26]

사과는 알칼리성 식품으로, 칼로리가 적고 몸에 좋은 성분이 많이 들어있다. 식이섬유는 혈관에 쌓이는 유해 콜레스테롤을 몸 밖으로 내보내고 유익한 콜레스테롤을 증가시켜 동맥경화를 예방해 준다. 또한 칼륨은 몸속의 염분을 배출시켜 고혈압 예방과 치료에 도움을 준다. 수용성 식이섬유인 펙틴 또한 위액의 점도를 높이고 악성 콜레스테롤을 내보내어 급격한 혈압상승을 억제해 주며, 폐 놀산은 체내의 불안정한 유해산소를 무력화시켜 뇌졸중을 예방한다. 사과에 함유된 케세틴은 폐 기능을 강하게 하여 담배 연기나 오염 물질로부터 폐를 보호해 준다. 또한 피로물질을 제거해 주는 유기산과 피부 미용에 좋은 비타민 C도 다량 함유되어 있다. 사과의 과육은 잇몸 건강에 좋으며 사과산은 어깨결림을 감소해 주는 효과가 있다. 사과로 만든 식초는 화상·두드러기 등을 치료하는 데 쓴다. 날로 먹거나 잼·주스·사이다·술·식초·파이·타트·젤리·무스·셔벗 등을 만들어 먹는다. 유럽에서는 소시지나 고기 요리에 튀긴 사과나 사과 소스를 쓰고, 카레·스튜를 만들거나 감귤류로 젤나 무스를 만들 때 사과나 사과즙을 넣어 맛과 향을 돋운다. 깎아서 공기 중에 두면 과육이 갈색으로 변하는데 이를 예방하려면 1리터의 물에 1그램의 소금을 넣어 만든 소금물에 담그어 둔다.

26) 「사과[apple,沙果,砂果,Malus pumila]」, 두피디아

◆ 사과의 효능[27]

① 동맥경화를 예방한다.
② 고혈압을 예방한다.
③ 당뇨병의 예방에 도움이 된다.
④ 변비를 해결해 주고, 배설을 촉진하며, 대장암 등을 예방한다.
⑤ 충치 예방, 어깨 결림 및 요통을 감소시킨다.

◆ 좋은 사과 고르기[28]

① 맛있는 사과를 고르기 위해서는 잘 익은 사과를 골라야 한다. 과실의 숙도는 착색 및 향기로써 어느 정도 판단이 가능하다. 착색은 과피 표면보다는 꼭지 반대 부위인 꽃받침 부위의 착색이 중요한데 꽃받침 부위가 담홍록색으로 녹색기가 빠진 것을 먼저 택하고 그다음 과피의 착색이 고르고 밝은 느낌을 주는 사과를 고르면 된다. 한편, 미숙과는 외관상 푸른 색기가 많이 들어 있어 단단한 느낌이 들고 과숙과는 색이 어둡고 광택이 없다. 또한 미숙과는 향기가 없고 적숙과는 은은

---

27) 연잎우산 한용호, 「사과의 효능 동맥경화, 고혈압 예방, 낭뇨빙 시료에 도움, 번비 치료, 「대장암 예방」, 네이버 블로그, 2013. 1. 21., https://blog.naver.com/hany4008/40178033373
28) 정대성, 「좋은 사과 고르기」, 농사로, 2006. 12. 15., http://www.nongsaro.go.kr/portal/ps/psz/psza/contentSub.ps?menuId=PS03797&sSeCode=374011&cntntsNo=101989&totalSearchYn=Y

한 품위 있는 향기가 나는 데 반해 과숙된 사과는 썩은 느낌의 향기가 나온다. 후지 사과를 고를 때는 꼭지 반대쪽인 꽃받침 부분이 담황색으로 착색이 진전된 것, 쓰가루는 밑부분의 녹색이 탈색되어 무색에 가깝게 느껴지는 것의 맛이 최상급이다.

② 과실 꼭지가 푸른색이 돌고 물기가 있는 것은 수확 후 며칠 지나지 않은 증거다. 과실 꼭지가 시들어 있고 가늘며 잘 부러지는 것은 묵은 과일이므로 맛이 없다.

③ 과실의 단단하기는 만져 봤을 때 탱글탱글한 것이 좋다. 사과를 가볍게 두들겼을 때 탱탱한 소리가 나는 것은 육질이 단단하고 수확 후 양수분의 소모가 적다는 것을 나타내며 둔탁한 소리를 내는 것은 육질이 연화, 분질화되어 있음을 나타내는 것이다.

④ 과피 표면에는 끈적끈적한 왁스가 없는 것 수확 후 오래되거나 나무에서 과숙된 사과는 과피 표면에 끈끈한 왁스질이 나오는데 이는 과실 자체가 노화 현상을 나타내는 것을 뜻한다. 따라서 과피에 기름기가 끼어서 보기에도 오염된 듯한 과실은 과육이 분질화되어 있어 맛이 좋지 않다.

⑤ 사과는 너무 크면 저장성이 떨어지고 맛이 싱거운 편이다. 반면, 중간 크기의 사과는 맛이 좋고 저장성이 우수하고 육질도 단단해 먹을 때 느낌이 좋다.

⑥ 잘 익은 후지 사과는 과육 세포에 꿀(솔 비톨)이 고이는 밀 증상이 있는데 겉으로 보기에 과육이 투명하게 보이는 사과를 선택함으로써 이런 밀 증상이 있는, 맛이 있는 사과를 고를 수 있다.

◆ 보관 방법

일반적 저장 방법은 저온저장고에서 0℃ 내외, 가정에서는 냉장고에 4℃ 내외에 보관해야 맛과 향이 오랫동안 보존된다. 여름 사과는 저장성이 떨어지므로 아낀다고 상온에 방치하면 부패가 빨리 된다.

◆ 사과를 맛있게 먹는 법[29]

사과를 가장 맛있게 먹는 방법은 잘 씻어서 껍질째 통째로 먹는 것이다. 그 이유는 사과의 비타민 C의 대부분이 껍질과 껍질 바로 밑의 과육에 함유되어 있고, 영양분 및 당분이 대부분 이 부분에 축적되어 있기 때문이다. 껍질을 깎아 먹을 때는 얇게 깎는 것이

---

29) 농원지기, 「해오름 사과를 맛있게 먹는 포인트」, 해오름농원, 2006. 11. 28., http://www.apple-land.net/board/board.html?code=cocen1135_board8&page=6&type=v&board_cate=&num1=999983&num2=00000&s_id=&stext=&ssubject=&shname=&scontent=&sbrand=&sgid=&datekey=&branduid=&number=&lock=N

매우 중요하다.

사과는 깎아서 공기 중에 두면 사과 속에 들어 있는 클로겐산과 폴리페놀류가 산화효소의 작용을 받아 과육이 갈변하는데 이를 방지하려면 1리터의 물에 1그램의 식염을 넣은 식염수(1,000배 액)에 담가 둔다. 이 경우 농도가 지나치면 짜고 쓰게 느껴지므로 주의해야 한다.

◆ 장기 보관 시 나타나는 현상

보관 시 통기가 안 되는 비닐을 사용 시는 과습에 의한 부패나 고탄산가스에 의한 내부 갈변 현상을 일으킨다.

◆ 사과 껍질에 나타나는 증상

수확 후 오래되거나 나무에서 과숙된 사과는 과피 표면에 끈끈한 왁스질이 나오는데, 이는 과실 자체가 노화 현상을 나타내는 것을 뜻한다. 따라서 과피에 기름기가 끼어서 보기에도 오염된 듯한 과실은 과육이 분질화되어 있어 맛이 좋지 않다.

8) 당근[30]

당근은 우리의 식탁에서 빼놓을 수 없는 근채 식품 중에 하나로 미국의 경우 상업적인 중요성을 기준으로 28종의 채소들 중에서 9위를 차지할 정도의 중요한 식품이다.

독일에서는 오랫동안 커피 대용품으로 당근을 가루로 만들어 볶아서 사용해 왔으며, 유럽 전역에서 조미료로도 요리에 사용해 왔다.

잘게 썬 당근은 어떤 종류의 혼합 샐러드에서도 맛과 색깔을 더해 적황색 귀족 식품으로 알려져 있다.

◆ 당근의 효능

이 당근은 토끼도 엄청 좋아한다. "음식은 최선의 약"이라는 말이 있는데 이 점에 있어서 당근을 빼놓을 수 없다. 고대 그리스 사람들과 로마 사람들은 이 당근을 식용으로는 사용을 하지 않고, 의약품으로 사용했다고 한다.

먼저 이 당근은 비타민 A가 풍부해 시력에 많은 도움을 준다.

당근 하나는 하루 필요로 하는 양의 비타민 A를 공급해 주고, 수험생들처럼 눈을 많이 사용하는 사람들에게 당근은 없어서는 안 될 필수 식품으로 추천하고 싶다.

---

30) 「당근 효능 알아보기」, 가는세월오는세월, 2016. 4. 26., https://hydise.tistory.com/32

또한 후두와 비기관의 감염을 방지해 주는 데 도움을 주고, 많은 비타민과 B2, C, 철, 인, 염소, 칼슘을 함유하고 있으며, 특히 유아의 경우에 설사를 멈추게 하는 데 효과가 있으며, 외국에서는 당근을 사용해 600명의 유아들의 장염을 치유한 사례가 보고되고 있다.

이뿐만 아니라 항암 효과와 팰캐리논이라는 성분은 암세포를 파괴하는 효과가 있고 플라보이드라는 성분은 암을 예방하는 효과가 있다.

부교감신경을 자극해 혈액순환을 원활하게 도와주어 탈모 예방에도 도움을 주고 술 많이 드시는 분들의 간 기능을 보호해 준다.

당근에 들어 있는 베타카로틴 성분은 간세포 기능을 활성화시켜 주는 효과가 있으며 비타민 C 역시 간을 편안하게 해 주며 피로 회복에 도움을 주는 채소다.

당근의 철 성분은 혈액순환에 도움을 주어 손발이 차갑거나 부인병 예방에도 도움을 준다.

이렇듯 당근이야말로 치료제로서의 식품으로 가족의 건강을 위해 꼭 필요한 식품이다.

9) 다시마[31]

지구 최초의 풀 '초초'라는 별명을 가진 식물이 다시마다.

일본인들은 '콤부'라고 부르며 미소국에 넣거나 녹차와도 함께 먹는다.

『리얼푸드』에 따르면 일본에서는 예부터 다시마를 최고의 건강식품으로 여긴다. 『일본서기』에는 "다시마는 중국의 진시황이 구한 불로초다."라는 대목이 나온다. 열량이 거의 없는 다이어트식품인데다 식이섬유, 칼슘, 칼륨 등 웰빙 영양소가 풍부한 것도 높게 평가된다.

세계적인 장수 지역인 오키나와 주민들의 암 발생률은 일본 국민 평균의 3분의 2정도인데, 다시마에 풍부한 수용성 식이섬유인 후코이단이 항암 효과를 발휘한 것으로 보인다.

다시마는 고칼슘, 고칼륨, 고식이섬유, 고요오드 식품으로 미역과 비슷한 영양소도 구성돼 있다. 다시마에 함유된 수용성 식이섬유는 알긴산이다.

다시마를 냉수에 하룻밤 정도 담가두면 물이 미끌미끌해지는데 이것이 알긴산이 빠져나왔기 때문이다.

이 점액질인 수용성 식이섬유, 알긴산은 혈압을 낮추는 역할하며 다시마를 찬물로 우려낸 차를 매일 마시는 것은 매우 효과적인

---

31) 이정환, 「다시마 차 매일 마시면 혈압을 안정시킨다」, 헤럴드경제, 2016. 4. 30., http://biz.heraldcorp.com/view.php?ud=20160430000028

혈압 관리법이다. 만드는 방법도 간단하다. 찬물이 담긴 컵에 가로 세로 5센티미터 크기로 자른 다시마를 넣은 뒤 20분가량 둔다.

물을 한 번 교체한 뒤 하룻밤 담가두면 다시마 우린 물이 완성된다.

이 물은 고혈압 환자뿐만 아니라 고지혈증과 당뇨병 환자에게도 좋다.

또 다시마에 풍부하게 들어 있는 요오드는 체내에 들어온 뒤 대부분 갑상선으로 이동한다.

여기서 갑상선 호르몬인 티록신 합성의 원료로 사용되며 요오드의 섭취가 부족하면 신진대사가 느려지며 기력이 떨어져 체중이 늘어나게 된다.

질병에 대한 저항력도 떨어지며 산모의 경우 젖이 잘 돌지 않게 된다.

다시마는 색이 거무스름하면서 약간 녹색을 띠며 육질이 통통한 것이 상품으로, 한 장씩 반듯하게 겹쳐서 말린 것을 구입한다. 붉게 변했거나 잔주름이 있으면 질이 떨어진 것이다.

10) 토마토[32]

토마토는 우리말로 '일년감'이라 하며, 우리나라에서는 토마토를 처음에는 관상용으로 심었으나 차츰 영양가가 밝혀지고 밭에 재배해 대중화되어, 요즘에는 비닐하우스 재배도 해서 1년 내내 먹을 수 있게 되었다. 토마토는 가짓과에 속하는 일년생 반덩굴성 식물 열매이며 원산지는 남미 페루이며, 16세기 초 콜럼버스가 신대륙을 발견한 즈음 유럽으로 건너가 스페인과 이탈리아에서 재배되었고, 우리나라에는 19세기 초 일본을 거쳐서 들어온 것으로 추정되고 있다.

토마토를 고를 때에는 과실이 크고 단단한 것과 붉은 빛깔이 선명하고 균일한 것, 꼭지가 단단하고 시들지 않고 선명한 초록색을 띠는 것이 좋다. 특히 방울토마토는 먹기도 편하고, 휴대하기 편해서 나들이 갈 때 많이 찾는 식품이다. 토마토는 냉장고에서 보관하기보다는 햇볕이 들지 않고 통풍이 잘되는 상온에서 보관하는 것이 좋다.

또한 토마토는 끓이거나 으깨면 체내에서 영양 성분이 더 잘 흡수되므로 토마토 수프, 토마토 샐러드, 토마토 피자, 토마토 베이글 샌드위치, 해물 토마토 찜 등 다양한 요리법을 응용할 수 있으며, 토마토를 올리브유, 우유 등과 함께 먹으면 영양소의 체내 흡수력

---

32) 「제철 토마토! 설탕 or 소금?」, ㈜레이시스, 2011. 8. 20., http://www.laysys.co.kr/bbs/board.php?bo_table=pds&wr_id=5&me_code=4020

을 높여 주므로 더욱 좋다.

◆ **토마토의 효능**

① 피부 미용

토마토에 함유되어 있는 성분에는 구연산, 사과산, 호박산, 아미노산, 루틴, 단백질, 당질, 회분, 칼슘, 철, 인, 비타민 A, 비타민 B1, 비타민 B2, 비타민 C, 식이섬유 등이다. 비타민 C의 경우 토마토 한 개에 하루 섭취 권장량의 절반가량이 들어 있으며, 특히, 붉은색을 만드는 라이코펜과 베타카로틴 등 항산화 물질이 많이 함유되어 있다.

비타민 C가 풍부해 중간 크기의 토마토 두 개만 섭취해도 하루 권장량을 채울 수 있어 나른한 봄철 춘곤증을 이겨내는 데 좋으며, 피부에 탄력을 줘 잔주름을 예방하고 멜라닌 색소가 생기는 것을 막아 기미 예방에도 효과가 뛰어나며, 각종 비타민과 미네랄이 콜라겐 생성을 촉진해 피부 미용에 좋아 '먹는 자외선 차단제'라고도 불린다.

② 노화 방지

토마토를 대표하는 성분인 라이코펜은 베타카로틴보다 2배 더 높은 항산화 작용을 하는데, 이 항산화작용은 노화를 촉진하는 활성산소의 생성을 억제해 젊음을 오래 유지시켜 주며, 또 노인성치매를 예방하는 데도 효과적이다.

③ 다이어트 도움

토마토 한 개(200그램)의 열량은 35킬로칼로리에 불과하며 수분과 식이섬유가 많아 포만감을 준다. 식사 전에 토마토를 한 개 먹으면 식사량을 줄일 수 있으며, 소화도 돕고 신진대사를 촉진하는 효과도 있고 특히, 식이섬유 팩틴이 지방이 체내에 흡수되는 것을 막아 주어, 아랫배 비만해소에 좋은 효과를 거둘 수 있으며 노패 가스의 배출로 인해 변비해소에도 도움을 주며, 또한, 조리법에 따라 샐러드나 주스 등으로 가공해 먹을 수 있으며, 쉽게 질리지 않고 칼로리가 낮아 다이어트에 도움이 된다.

④고혈압 예방

라이코펜, 베타카로틴, 비타민 C는 물론 비타민 A, B_1, B_2 및 비타민 P의 일종인 루틴을 함유하고 있다. 비타민 P는 모세혈관을 강화하고 혈압을 내리는 작용을 해 고혈압 동맥경화에 효과적이며, 비타민 K가 많아 칼슘이 빠져 나가는 것을 막아 주고 골다공증이나 노인성 치매를 예방하는 데 도움이 된다. 또한 칼륨성분은 체내 염분을 몸 밖으로 배출시켜 우리나라 사람들의 짜게 먹는 식습관에서 비롯된 고혈압 예방에도 도움이 된다.

⑤ 항암 작용

비타민이 풍부하고 붉은색을 만드는 라이코펜Lycopene성분이 다량 포함되어 항암제로 잘 알려진 '베타카로틴'보다 2배 이상 강력한 항암 작용을 한다. 전립선암을 비롯한 각종 암 발생 위험을 줄여 주는데, 토마토를 일주일에 10개 이상 먹으면 전립선암 발생 확률을 45퍼센트 줄일 수 있어 중년 남성들에게 특히 좋다.

⑥ 숙취 해소

라이코펜이 알코올을 분해할 때 생기는 독성물질을 배출하는 역할을 하므로 술 마시기 전에 토마토 주스를 마시거나 토마토를 술안주로 먹는 것도 숙취 해소에 좋다.

⑦ 피로 회복

토마토의 신맛 성분인 구연산, 사과산 등은 에너지를 제공할 뿐 아니라 위액 분리를 촉진시켜 소화를 원활하게 하고, 신맛이 메슥거리는 위의 증상을 해소해 식욕을 증진시켜 주며, 유산 등의 피로 물질을 제거해 피로 회복에 효과가 있으며, 구연산은 육류 섭취로 인한 체내 산성화를 방지한다. 또한 아미노산의 일종인 글루타민산이 많아 해산물 등과 함께 요리하면 음식의 맛이 좋아지고 두뇌 회전을 원활하게 하는 작용을 한다.

11) 피망[33]

피망은 쌍떡잎식물 통화식물목가지 과의 한해살이풀로써 남아메리카에서 온 채소다. 고추의 일종으로 여름철 비타민 C공급원으로 알맞은 채소이며 맛은 단맛을 낸다. 이름은 고추를 의미하는 프랑스어 'piment'에서 유래한다. 형태는 고추와 비슷하지만 잎이 넓고 크며, 과실이 대형이고 사자의 머리모양 같으며 과육이 두껍다. 과실은 길이 5~7센티미터, 나비 4센티미터 가량이고 몇 줄의 새로 홈이 있다. 과육은 두께 5밀리미터 가량이고 속이 비어 있다. 미국·유럽·브라질 등지에서 많이 재배된다. 고추의 단맛 종은 매운 맛종보다 북방의 여러 나라에서 발달했는데, 최근 한국에서도 식생활의 서양화에 따라 온실·비닐하우스 등에서 재배되어 1년 내내 시장에 공급되고 있다.

◆ 피망의 효능

① 피망은 기름 성분과 궁합이 잘 맞아 튀기거나 볶아서 먹으면 거친 피부, 스트레스, 담배를 많이 피우는 사람에게 좋으며 이때 비타민 A 섭취도 고르게 할 수 있는 장점이 있다.

② 피망은 콜레스테롤 제거하는 효과로 동맥경화에 도움이 되고

---

33) 시저, 「피망…」, 네이버 블로그 '여기저기 다니다보면…', 2005. 9. 30., https://blog.naver.com/daewg/120018135933

풍부한 식이 섬유도 동맥경화에 효율적으로 작용해 2중의 효과를 얻을 수 있다.

③ 피망이 완전히 익으면 색깔이 새빨갛게 변하는데 여기에는 베타카로틴의 함량이 익지 않은 피망의 100배나 된다. 이러한 피망은 신진대사를 촉진하고 피부를 윤택하게 하므로 주름살을 감소시키는 효능이 있다.

④ 유기농 피망을 생주스로 갈아 마시면 더욱 좋은데 여기에 기호에 따라 벌꿀을 넣어 마시면 피로 회복 등 많은 도움을 받을 수 있다.

⑤ 피망은 비타민이 많은 알칼리성 강장식품으로 피망의 비타민은 지방질과 함께 먹으면 몸에 잘 흡수가 된다. 쇠고기나 돼지고기의 지방질이 카로틴의 흡수율을 높여 줄 뿐만 아니라 육류의 산성을 피망이 보완해줌으로써 피망의 비타민과 쇠고기의 동물성 단백질을 함께 섭취할 수 있어 더욱 좋다.

⑥ 피망은 비타민 캡슐이라고 불릴 만큼 A, C, E 등 다양한 비타민이 풍부하게 들어 있다. 또한 피망에 가장 많이 함유되어 있는 비타민 C는 우리 피부의 멜라닌 색소의 생성을 방해함으로써 기미, 주근깨를 방지해 준다고 한다.

⑦ 피망은 비타민 C가 100그램당 170밀리그램으로, 채소 중에서 가장 많이 들어 있어서 이것 1개만 먹어도 성인이 필요로 하는 일일량의 비타민 C가 모두 보충된다.₩

◆ 피망을 맛있게 먹는 방법

피망에 있는 비타민 C는, 다른 비타민 C와는 달리, 가열해도 잘 파괴되지 않기 때문에 푸른색인 상태로 생으로 먹는 것보다 볶아 조리하면 양도 충분히 섭취할 수가 있다. 하지만 너무 장시간 가열 하면 색과 씹는 맛이 나쁘게 되므로 강한 불에서 잠깐 볶는 정도 로 조리하는 것이 좋다.

제 **5** 장

방중술에
피해야 할
식품

먼저 방중술에 도움 되지 않는 음식은 우리 몸에도 최고로 안 좋은 것들이다. 바로 술과 담배 그리고 짜게 먹는 것이다. 한 가지를 더 추가 한다면 지나치게 인스턴트 음식이나 가공품을 많이 드시는 건 결코 좋지가 않다.

우리가 음식 자체로 개선의 긍정적 변화로 갈 수는 있지만 갑자기 빠른 시간에 많은 효과를 거둘 수 있는 건 체험상 아무것도 없다.

운동도 그렇고 음식이 미치는 영양도 그렇고 습관처럼 꾸준히 오래 하는 것이 건강에 도움이 되는 것이다.

어쩌면 건강해지기 위해서 건강에 좋은 음식과 운동을 많이 하는 것보다 건강에 해가 되는 음식을 먹지 않고 운동하지 않은 것이 건강을 지키는 데 더 효과가 있을지도 모른다. 그런데 그걸 못 지켜서 건강을 해친다니 안타깝지만, 그래도 드셔야 한다면 횟수와 양을 최대한 줄이자. 그러나 담배만큼은 끊어야 한다. 정말 스트레스를 이유로 합리화시켜 피우지 말기를 바란다.

기죽은 당신의 페니스를 보고 좋아할 여자는 어디에도 없다.

미국의 보스턴대학의 메디칼센터 비뇨기과 전문의 어윈 골드스타인 박사는 "흡연은 혈관 손상뿐 아니라 페니스의 탄성을 줄이고 발기를 어렵게 만든다."라고 했고, 켄터키대학의 연구진들이 성생활에 대한 연구로 1점에서 10섬의 점수를 매겨 흡연을 히지 않은 사람들의 평균 점수는 9점 일 때 흡연자들은 4.5점에 그쳤다 한다. 그 원인이 '흡연으로 인한 생식 불능'이었다고 한다.[34]

---

34) 후에미소, 「언제나 설 수 있는 건강한 男性 만들기」, 다음 블로그 'yangpyung-ddang', 2009. 5. 25., http://blog.daum.net/hi-yp/1908

1

담배[35]

✦

담배가 몸에 해롭다는 사실이 알려지기 시작한 것은 그리 오래 되지 않았다. 1939년 미국의 뮬러라는 사람이 처음으로 담배가 해 롭다고 주장했지만, 널리 알려지지는 못했다. 담배의 해독이 공식 적으로 인정되고 많은 사람에게 알려진 것은 지금으로부터 불과 30년 전인 1964년, 담배가 각종 암과 심장병, 폐 질환의 원인이라 는 미국 대통령 특별자문위원회의 발표를 통해서이다. 담배는 오래 전부터 북미 인디언들에 의해 약용으로 쓰였고, 15세기 콜럼버스 에 의해 유럽으로 전해졌으며, 1843년 처음으로 상품화되었다. 상 품화된 100년이 지난 후에야 해독에 관한 의견이 나왔다는 것은

---

35) 「흡연, 간접흡연, 금연 심층 분석」, 레포트월드, 2007. 11. 23., https://www.reportworld. co.kr/reports/480560

우리에게 중요한 사실을 가르쳐 준다. 즉, 담배를 처음 피울 때는 해롭다고 느껴지지 않으며, 오랜 세월이 지난 후에야 해독이 나타난다는 사실이다. 담배 한 개피에는 대략 1밀리그램의 니코틴이 들어있는데, 40밀리그램의 티코틴은 사람을 죽일 수 있으며, 한 개피 속의 니코틴을 혈관으로 주사하면 두 명의 어린이를 죽일 수 있다. 또한, 담배 연기에는 일산화탄소, 암모니아 등의 여러 유독가스가 들어있다. 흡연에 의한 피해는 크게 건강에 대한 피해와 경제적인 피해로 나눌 수 있다. 각종 암에 의한 사망의 30퍼센트가 흡연에 의한 것이고, 전세계적으로 약 250만 명이 흡연으로 죽어가고 있으며, 담배 한 개피는 약 6분의 수명을 단축시킨다. 또한, 각종 질병의 60퍼센트가 담배와 연관해서 생긴다는 주장이 있다. 담배를 피우지 않는 사람에 비해 흡연자는 각종 암에 걸릴 확률이 2~14배나 높은데, 대표적인 예가 폐암, 인두암, 후두암, 식도암, 간암, 방광암, 구강암, 백혈병, 위암, 신장암 등이다.

뿐만 아니라, 담배는 기관지에 만성적인 염증을 일으키고, 결국에는 폐암을 발생시킨다. 그리고, 심장과 혈관에도 피해를 끼쳐서 심장병은 세 배, 뇌혈관이 막히는 경우는 두 배 이상 생기며, 다리가 썩어 들어가는 버거씨병은 담배와 직접 연관된 병으로 확인된 바 있다. 엄마가 담배를 피우면 미숙아가 잘 생기고(2~3배), 자연유산이나 영아의 돌연한 죽음을 일으킨다. 더욱이, 간접흡연으로 인하여 가족 모두의 건강을 해치기도 한다.

특히, 자녀의 학습 능력을 떨어뜨리고, 감기등에 자주 걸리게 하며, 신장 발육을 늦어지게 하는 등의 여러 가지 피해를 준다.

2

술[36]

✦

　'주세법酒稅法'에 의하면 술이란, 알코올 함량 1도 이상의 음료를 말한다. 예로부터 알려진 과실주나 곡물주를 비롯해 근대의 증류주에 이르기까지 이른바 주정음료는 모두 술이다.

　술은 일부 민족을 제외한 거의 모든 민족이 지니고 있으며, 그 용도도 다양해 굿이나 관혼상제와 같은 의례적 행사에서뿐만 아니라 일상생활의 여러 경우에 두루 쓰이고 있다.

　술에 대한 우리의 관념은 이를 긍정적으로 보는 견해와 부정적으로 보는 견해가 공존해 왔다. 술은 사람에게 유익한 것으로 생각되어 '백약지장百藥之長'이라 불리는 반면에 부정적인 면에서 '광약狂藥'이리고도 불렸다.

---

36) 「술」, 한국민족문화대백과사전, http://encykorea.aks.ac.kr/Contents/Item/E0032021

술을 마시니 근력이 생기고 묵은 병이 낫는다고 해서 음주를 권장함은 옛 기록에서 흔히 보는 예다. 『성호사설星湖僿說』에 주재酒材의 노인을 봉양하고 제사를 받드는 데에 술 이상 좋은 것이 없다고 하는 내용이나, 『청장관전서靑莊館全書』에 이목구심서耳目口心書의 기혈氣血을 순환시키고 정을 펴며 예禮를 행하는 데에 필요한 것이라 하는 내용은 모두 술을 인간 생활에 필요한 것으로 보는 긍정적인 견해다.

설날에 도소주屠蘇酒(설날 아침에 차례를 마치고 마시는 찬 술로, 나쁜 기운을 물리친다고 함)를 들고, 이명주耳明酒를 마시며 또 어른께 만수무강을 빌며 술로 헌수獻壽하는 것도 모두 건강과 장수를 바라던 뜻에서 비롯된 것이다.

술을 부정적으로 보는 이유는 술이 사람을 취하게 해 정신을 흐리게 하기 때문이다. 사람에 따라서는 주정이 심해 몸을 해치고 가산을 탕진하기도 하고, 임금으로서 주색에 빠져 나라를 망치는 일도 있었기 때문에 '망신주亡身酒' 또는 '망국주亡國酒'라는 말이 생기기도 했다.

우리나라 전통적인 술은 크게 탁주·청주·소주의 세 가지로 나눌 수 있다. 탁주는 예로부터 주로 농군들이 마시던 술이라 해서 '농주農酒'라고도 하고, 즉석에서 걸러 마신다 해서 '막걸리', 그 빛깔이 희다고 해서 '백주白酒'라고도 한다.

청주는 탁주에 비해 더 정성을 들여 빚은 고급 술로 '약주藥酒'라고도 한다. 소주는 고려 이후 우리나라에 널리 보급된 술로 재래주 가운데 가장 독한 술이다. 그밖에 이양주異釀酒나 향양주香釀酒 등의 갖가지 특별한 술이 있었다. 근대 이후로는 맥주나 양주 등도 들어와 술의 종류는 더욱 다양해졌다.

이렇듯 술은 오랜 역사와 함께한 좋은 음식임에는 틀림이 없다. 한서『식화지食貨志』에 "술은 백약百藥의 으뜸이라 했으니 적당히만 마시면 이보다 더한 양약良藥이 없을 것이다."라고 했다. 필자도 어기까진 이해할 수 있다. 그러나 필자가 말하고 싶은 건 지나친 과음으로 인한 폐해다. 그 폐해가 예나 지금이나 다를 바 없긴 마찬가지였던 것 같다.

『조선왕조실록』에는 세종 15년(1433년) 술로 인한 폐해와 훈계를 담은 글을 책으로 만들어 반포하게 했다고 하고, 술은 마음과 의지를 손상시키고 겉으로는 의를 잃게 하거나 부모를 잘 봉양하지 못하게 만드는 폐해가 있으며, 남녀의 분별을 문란하게 할 뿐더러 더 나아가 나라를 잃고 집을 패망하게 만들 수 있고, 개인의 성품을 파괴시키고 생명을 잃게 할 수도 있음을 우려했다.

영국의 정치가 글래드스턴은 술에 대해 "전쟁, 흉년, 전염병, 이 세 가지를 합한 것이 술의 손해보다 더 적다."라고 말하기도 했다.

오늘날의 우리사회만 봐도 술의 폐해는 넘치고 넘친다. 우리나라 사람들의 음주량은 독한 술로 유명한 러시아보다도 더 높다고 한다. 코로나로 인해 잠시 멈추고 있는 것 같지만 언제 다시 회귀될지 모를 회식 문화가 발달하고 직장상사나 동료들 간 폭탄주가 관행화 되어 있고, 대학생들도 이것을 흉내 내서 따라 하다가 사망하는 신입생 환영회를 종종 볼 수 있지 않는가!

그런데 술로 인한 사회적 손실이 담배로 인한 사회적 손실보다 3.5배 정도 더 많다는 사실을 아시는지. 필자도 책을 쓰면서 알게 된 사실인데 담배가 6조 원의 폐해를 준다면 술은 20조 원의 사회적 손실을 발생시킨다 해서 깜짝 놀랐다. 그 피해를 알아본다.

◆ 술의 폐해

① 건강에 치명적이다. 위, 간, 장 등 우리 몸 어느 장기도 술에 의연한 장기는 없을 뿐 아니라 술을 이기는 장기는 더더욱 없다. 술에 빠지면 돈과 시간을 투자해 생명 단축을 위해 공들이고 있다고 생각하라. 인생 후반 건강하게 사는 거 꿈도 꾸지 마라. 반드시 후회하리라.

② 마약과 마찬가지로 의존증을 동반하며 알코올 중독이 되면 헤어나지 못한다.

③ 빨리 늙는다. 술을 즐겨 하는 사람은 몇십 년 늙어 보이고 실제로 모든 장기가 노화된다.

④ 다섯째 술을 즐기는 사람은 대부분 비만과 각종 성인병을 겪는다. 술을 적당히 마시면 약이 된다고 말하지만 술이 지나쳐

습관화되면 이건 고질병이라고 봐야 한다, 또한 술은 음식으로써 필요할 때가 많지만 곤드레만드레 취하라고 있는 것이 아님을 알아야 한다. 술을 마시되 저마다 술의 예의를 갖고 정도껏 술을 마신다면 술의 폐해로 건강을 해치지는 않을 것이다. 술을 마시면 담배 또한 더 많이 피게 된다는 사실도 큰 피해의 한 원인이 된 게 아닌가 생각해 본다.

3
라면[37]

✦

　라면이 몸에 안 좋다는 사실은 어쩌면 소비자 모두 아시는 사실일거라 생각한다. 그런데 왜 몸에 안 좋은데도 많이 팔릴까? 1년 판매되는 양이 약 36억 개 정도라 하니 어마어마한 양이다.(라면의 본고장인 일본이 1년에 우리보다 반쯤 적은 18억 개 정도 소비한다고 한다.) 국민 1인당으로 계산하면 연간 80개 정도이고, 보통 다섯 개 든 봉지로 계산하면 열여섯 봉지에 네 명의 기본 가족이면 예순네 봉지에 개수로는 4인 가족 라면이 320개를 먹는 셈이다. 아마 간편하고 값싸고 맛있기 때문이라 생각한다.

　그러나 다음과 같은 점들이 건강에 좋지 않다는 것이다.

---

37) 「라면이 몸에 안 좋은 이유」, 티스토리 블로그 'INFOTIP', 2009. 8. 4., https://tipinfo.
tistory.com/11418

◆ 포화 지방산과 불포화 지방산과 트랜스지방

면발을 튀기는 기름은 89년 쇠기름 파동 이후 식물성 팜유로 바꾸었고 일부 업체에서는 콩기름을 사용 하고 있다. 그러나 팜유는 식물성이긴 하지만 몸에 해로운 포화지방산이 50퍼센트 정도를 차지하고 있다. 이는 소고기에 들어 있는 지방보다 높은 수치이며 또한 콩기름도 유통 과정에서 변질이 되지 않도록 수소를 인공적으로 집어넣어 고체 기름을 만드는데, 이 과정에서 일부 지방산의 분자 구조가 변형되어 트랜스 지방이 생기게 된다. 이런 기름으로 면을 튀겨 내는 라면을 건강에 좋은 음식이라 말할 수 있을지 한번쯤 생각해 봐야 할 때가 아닌가 생각한다.

중성 지방의 구성 성분인 지방산은 포화 지방산과 불포화 지방산으로 구분된다.

포화 지방산

상온에서 고체 상태로 존재하는 버터, 마가린, 쇼팅, 돼지기름 등의 동물성 지방에 많이 포함되어 있으며, 과다 섭취 시 혈액 내의 콜레스테롤 수치를 높여 심장 질환, 동맥 경화, 고혈압 등을 일으킬 수 있다.

불포화 지방산

상온에서 액체 상태로 존재하는 올리브기름, 땅콩기름, 들깨기름, 해바라기유 등의 식물성 지방과 참치, 고등어 등의 생선 기름에 많이 포함되어 있다. 불포화 지방산이 많이 함유된 지방을 섭취하면 혈액 내의 콜레스테롤 수치를 낮추거나 혈액 내의 중성 지방과 혈액이 엉키는 것을 감소시켜 심장 질환의 발병 위험을 줄일 수 있다. 하지만 식물성 기름으로 음식 재료를 튀기면 너무 딱딱하거나, 무르는 등 씹는 맛이 잘 살아나지 않고 원하는 모양으로 만들기 어려우며, 사용된 식물성 기름은 쉽게 변질된다. 그래서 라면, 과자, 빵, 도넛, 치킨 등의 가공식품을 만들 때 식물성 기름에 수소를 인공적으로 집어넣어 만든 고체 기름을 이용하는데, 이 고체 기름을 만드는 과정에서 일부 지방산의 분자 구조가 변형되어 트랜스 지방이 생긴다.

트랜스 지방 과다 섭취가 우리 몸에 끼치는 영향

트랜스 지방을 과다 섭취할 경우, 포화 지방산과 마찬가지로 체중이 늘어나고, 해로운 콜레스테롤인 저밀도 리포[지질] 단백질LDL이 많아져 심장병·동맥 경화증 등의 질환이 생긴다. 또, 간암, 위암, 대장암, 유방암, 당뇨병과도 관련이 있는 것으로 밝혀졌다.

◆ 고칼로리에 지방과 몸에 좋지 않은 LDL콜레스테롤 함유량이 높다

LDL콜레스테롤이란?

많은 설명이 필요하지만 짧고 쉽게 설명을 옮겨 본다.

콜레스테롤은 무조건 해롭고 성인병의 주범이라 생각하기 쉬운데 사실 콜레스테롤은 우리 몸에 반드시 필요한 영양소 중에 하나다.

그런데 이 콜레스테롤은 HDL(high density lipoprotein: 고밀도 리포[지질] 단백질)

과 LDL(low density lipoprotein: 저밀도 리포[지질] 단백질)로 나누는데, HDL은 흔히 우리가 이야기하는 좋은 콜레스테롤이고, LDL은 나쁜 콜레스테롤이다. HDL은 쓰고 남은 LDL콜레스테롤을 간으로 운반하는 역할을 하고 LDL콜레스테롤은 간에서 생성된 콜레스테롤을 각 세포로 운반하는 작용을 한다.

즉, 쉽게 설명하면 HDL콜레스테롤은 혈액에서 간으로 가기까지의 상태를 얘기하는 것이고, LDL콜레스테롤은 간에서 혈액으로 가기까지의 상태를 이야기한 것이다.

즉, HDL콜레스테롤은 혈관에 쌓인 불필요한 콜레스테롤을 간으로 돌려보내지만, LDL콜레스테롤은 지방성분이 높아 혈중에 떠돌아다니는 활성산소의 공격을 받아 쉽게 산화되어 산화된 LDL콜레스테롤이 혈관 내부에 플라크 plaque를 형성해 결국에는 혈류의 흐름을 차단하는 것은 물론 동맥경화와 심근경색 등 각종 심혈관 질환을 일으키는 주범으로 작용한다. 그래서 LDL콜레스테롤을 높이는 음식인 생크림, 버터, 삼겹살, 햄과 인스탄트의 대표주자인 라면을 피해야 한다는 것이다. 또한 흡연, 과음, 불규칙적인 식습관, 스트레스 비만 등도 경계해야 함은 물론이다.

그러나 비만인 사람이 운동으로 살을 빼면 HDL콜레스테롤 수치가 올라간다. 그래서 규칙적인 운동을 하게 되면 심폐기능이 향상되고, 혈액순환이 좋아지며, 혈액 중 지질 분해 효소가 활성화되는 것이다.

필자가 해 본 운동 중에 심폐를 강화하고 심혈관계를 개선하며 정상 혈압(100/80)으로 되돌리는 운동이 계단 오르기다. 자기와의 싸움이 힘은 들지만 효과는 크다.

기준은 10층 이상이면 좋겠지만 자기 능력껏 실행하는 것이 부담이 되지 않을 것 같다. 토요일 일요일은 쉬고 주 오일동안 숨이 차고 허벅지가 파열될 것 같은 한계까지 올라가서 천천히 세 걸음만 더 올라가 두 발을 모으고 다리 근육의 힘을 유지하면서 허리는 곧게 세우고 천천히 앉았다 서서히 일어서는 방법으로 3회 이상 3개월만 하면 정상적인 혈압은 물론 하체와 심폐기능까지 좋아진다.

◆ 인스턴트식품에 다량 들어가는 방부제의 남용 문제, 맛을 내는 스프는 화학조미료가 많고 나트륨 함량이 높다

소금을 과다 섭취했을 경우 소금의 주요 성분인 나트륨으로 인해 고혈압 심장병 뇌졸중 등 성인병을 유발 할 수 있다. 특히 어린이의 경우 신장 미성숙으로 배설 기능이 떨어져 사망할 수도 있다.

라면은 평균 2.82~6.3그램의 나트륨을 함유하고 있는데 이 양은 성인 일일양의 2/3에 해당 하는 양이다. 염분을 과잉 섭취하면 나트륨 성분이 소변으로 빠져나오면서 칼슘도 함께 빠져나와 칼슘 부족 현상이 유발하기도 한다.

세 끼를 100퍼센트 기준으로 보았을 때 염분의 섭취 율은 58.5퍼센트 정도로 한 끼에 권장하는 33퍼센트 이상을 초과 섭취를 하

게 되는 것이다. 이는 초과 칼로리로 인해 비만의 원인이 되기도 한다.

◆ 알카리제와 다양한 착색제 산화방지제를 넣는다

라면의 주원료인 밀가루의 면발을 쫄깃쫄깃하게 만들기 위해 면류에 알칼리제를 첨가한다.

거기에 맛있는 색을 내기위해 다양한 착색제를 첨가하며 산화방지를 명목으로 튀기는 기름에 산화 방지제를 넣는다.

또한 여러 가지 맛을 내기 위해 화학조미료가 많이 첨가 되는데 라면의 스프에는 2g정도의 화학조미료가 들어간다. 이는 세계보건기구가 제시한 성인 하루 권장량이 3~5그램인 것을 감안하면 아이들이 한 끼 식사나 간식으로 먹기에는 지나칠 정도로 많은 양이다.

◆ 그래도 먹어야 한다면 어떻게 먹어야 할까?

① 불편은 하지만 라면을 끓인 후 물을 따라 버리고 다시 끓여 조리한다. 이유는 면발에 산화 방지제와 착색제 같은 유해 성분을 어느 정도 줄일 수 있기 때문이다. 그러나 이 방법은 어디 까지나 유해 성분을 줄이는 것이지 완전 없애는 것이 아니라는 걸 참고 하시기 바란다.

그리고 스프를 적게 넣고 야채와 계란 등을 넣어 김치(식이섬유)와 함께 먹으면 염분 섭취를 줄이고 비타민과 무기질을 보충할 수 있다고 한다.

요즘은 토코페롤(비타민 E)을 첨가한 라면도 나오고 있는데 토코페롤이 라면에 넣을 땐 첨가물로 분류되어 첨가물로서의 흡수율은 그리 좋은 편은 아니라고 한다.

② 국물을 안 먹는 방법인데, 국물 좋아하시는 분들은 국물에 밥 말아 먹는 걸 어떻게 참아야 하나 고민될지도 모르겠다. 이 방법은 어떠한가? 일단 밥을 말아 먹고 물을 먹을 수 있을 때까지 먹어 배 속에서 물로 희석시킨 다음 소변으로 염분을 배출하는 방법!

③ 우리 밀을 원료로 한 라면을 먹자. 안전한 먹거리 공급처에서는 우리 밀을 원료로 해서 만든 라면을 판다. 여기선 스프 재료도 국산 한우와 국산 농산물을 사용한다. 그러나 면발을 튀기는 튀김 기름은 여전히 문제로 남아 있다 한다.

4
튀김[38]

✦

　튀김은 거짓말 조금 보태서 '뭐든지 맛있게 만들어 주는' 마법의 조리법이다. 누구나 좋아하는 바삭한 식감을 가지고 있지만 튀김 및 튀김 과정은 세계보건기구 산하 국제암연구소에서 지정한 2A 군 발암물질이다. 2A군은 사람 대상의 연구에서 제한적인 증거가 발견되거나 동물 실험에서 충분한 증거가 발견된 경우에 지정되는 등급으로, 튀김옷처럼 탄수화물 함량이 높은 물질을 기름에 넣고 단시간에 고온으로 가열하는 과정에서 아크릴아미드Acrylamide가 다량 발생하기 때문이다. 아크릴아미드는 발암성 이외에도 말초신경계에 독성을 나타내는 것으로 알려져 있다. 그렇다고 튀김옷을 벗기고 먹으면 그나마 건강하게 튀김 요리를 즐길 수 있지만 그러

---

38) 「튀김」, 나무위키, 2021. 10. 17. 수정, 2021. 10. 19. 접속, https://namu.wiki/w/튀김

면 튀김 자체의 의미가 없으니 다른 요리 방법으로 조리하느니만
못하다.

제 **6** 장

일곱 가지
체위

섹스는 심장질환 예방, 통증 완화, 자궁질환 예방과 우울증, 노화 방지에다 건강까지 지켜 주는, 신이 내린 최상의 운동이며 보약이라고까지 얘기한다. 혼자선 이룰 수 없는 부부의 행복은 사랑의 열정적 섹스가 어우러져야 비로소 완성되기 때문이다.

인간의 성 행동을 연구한 『킨제이 보고서』에 의하면 실용적인 기본 체위는 정상위(남성 상위), 여성 상위, 기승위, 굴곡위, 좌위, 후배위 등 여섯 가지라 한다. 여기에 필자가 추천하는 응용 체위라 할 수 있는 '일자위'까지. 이렇게 일곱 가지 정도면 충분한 섹스를 즐길 수 있다고 본다. 나머지 수많은 체위는 여기서 조금씩 변형된 것이라 볼 수 있다. 기본 체위에서 세부적인 손의 위치, 다리의 위치 등에 변화를 주거나 다른 체위의 요소를 더하거나 주위의 사물이나 도구를 사용하는 것으로 수많은 종류의 체위가 파생되어 나온 것인데. 인도의 성 고전 『카마수트라』를 참고하면 되겠지만 이 『카마수트라』에는 체위가 무려 8만 4,000여 가지도 넘게 실려 있다고 한다. 그런데 솔직히 서른여섯 가지 체위로 추려도 하기 힘든 체위들이 많다. 이 서른여섯 가지 중에서도 자기에게 맞는 체위가 있고, 그 체위만 가지고도 충분한 섹스를 할 수 있다. 이삼십 대에나 이런 체위들을 호기심에서라도 해 보려고 하지만 거의 할 수 없는 체위들이 많고, 교감은커녕 자세 잡기도 힘든 체위들이 대부분이어서 여기에선 가장 많이 사용되는 체위 일곱 가지만 소개한다. 그리고 사오십 대 이상이 되면 위 일곱 체위를 벗어나 바꿔 가며 섹스를 하는 부부가 얼마나 될까? 이유는, 이미 부부들은 가장 잘 맞는 섹스 체위에 길들어져 있기 때문에 위 일곱 가지 체위도 다 사용하는 부부가 많지 않을 거라 생각한다. 그리고 더 큰 이유는, 사십 대쯤 넘어가면 여자나 남자나 대부분 운동 부족에 체중이 늘어 있어 체력 소모가 많은 어려운 체위의 섹스를 하고 나면 피곤하기 때문이다. 5분씩 열 가지 체위만 했다고 해도, 50분을 유지해야 하는 것이다. 솔직히 이런 섹스를 즐기는 부부가 얼마나 될까? 여기에선 그래도 많이 사용할 수 있는 실용적인 체위 일곱 가지만 소개해 보겠다.

⚡ 1 ⚡
남성 상위(정상위)[39]

✦

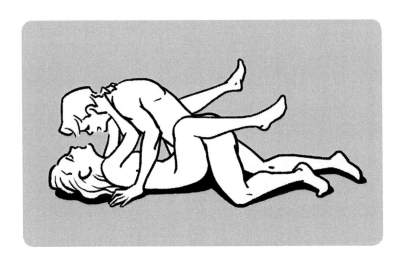

39) 너와집나그네, 「체위기술(1)」, 다음 블로그, 2005. 4. 6., http://blog.daum.net/doyota91
/1832621

남성 상위는 위를 향해 누워 있는 여성의 신체 위에 남성이 얼굴을 서로 바라볼 수 있는 대면의 위치에서 행위의 주도권을 가지고 여성을 리드해 나가는 체위를 말한다. 모든 체위 중에서 가장 기본이 되며, 대중적으로 가장 널리 애용되고 있는 체위가 아닐까 한다.

　서로가 매우 안정되고 편안한 가운데 사랑스런 시선과 표정을 주고받을 수 있으며, 속삭임, 포옹, 키스가 이어지면서 낭만적이고 황홀한 분위기를 유도해 낼 수 있다.

　또한 전신의 밀착과 성기의 깊은 결합으로 인한 일체감이 크기 때문에 두 사람 모두에게 심리적으로나 육체적으로 만족감이 대단히 큰 체위라고 할 수 있다. 남성 상위는 여성이 성 경험이 부족하거나 미숙할 때, 임신을 원할 때, 바람직한 체위이며, 비만할 때. 임신 중기나 말기일 때, 남성의 페니스가 단소하거나 발기력이 약할 때는 부적합하기 때문에 다른 체위로 전환하는 것이 좋다.

─≋ 2 ≋─
여성 상위[40]

✦

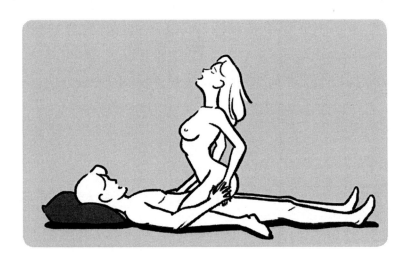

40)   너와집나그네, 「체위기술(2)」, 다음 블로그, 2005. 4. 6., https://blog.daum.net/doyota91
      /1832616

여성 상위는 남성 상위와는 정반대의 자세로서 여성이 주도권을 가진 행위를 진행시켜 나가는 체위를 말한다.

누워 있는 남성 위에 여성이 올라가서 남성에게 등을 보이는 배면 자세와, 서로 얼굴을 마주볼 수 있는 대면 자세, 두 가지의 방법을 응용해서 다양한 동작을 만들 수 있으며, 정신적으로나 신체적으로 정상적인 남녀라면 두 사람 서로에게 매우 커다란 즐거움과 만족감을 안겨 줄 수 있는 자세나.

여성 쪽에서 볼 때 가장 큰 장점은 자기 스스로 성감 조절이 가능하다는 점과 여성이 주도권을 잡고 자극을 만들어 나가기 때문에 자기가 스스로 원하는 만큼의 성감을 원하는 체동으로 얻어 낼 수 있기 때문이다. 여성 상위는 여성이 가장 기분 좋게 느껴지는 질 속에서의 삽입 깊이나 접촉의 강약, 각도를 스스로 조절해 나가면서 움직임을 연출할 수 있기 때문에 성감 개발에서 최고의 체위라고 할 수 있다.

3
기승위

✦

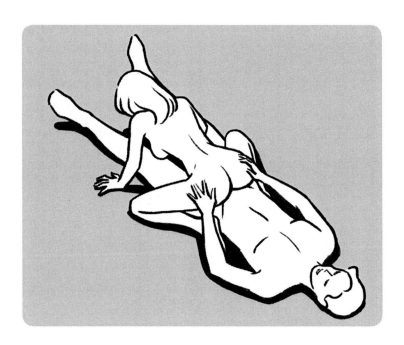

여성이 누워 있는 남자 위에 올라탄 상태에서 하는 체위로, 그림처럼 남자 얼굴을 등진 말을 탄 자세다. 이는 적극적인 성격이거나 성에 보다 능숙한 여성이 선호하는 자세이기도 하고 남성이 적극적으로 힘을 쓰기 힘든 경우나 잠시 쉴 때 많이 쓰는 체위이기도 하다.

이 자세로 여성이 밀착시켜 비비거나 위아래로 상하 운동을 하면 G-스팟에 자극을 주어 부부간에 만족도가 높은 체위다. 단 주의할 점은, 상하 운동 시 질에서 페니스가 빠져서 발기되어 있는 페니스를 눌러 통증을 줄 수 있으므로 여성이 위에서 상하의 조절을 잘해야 하는 체위이기도 하다.

4
굴곡위

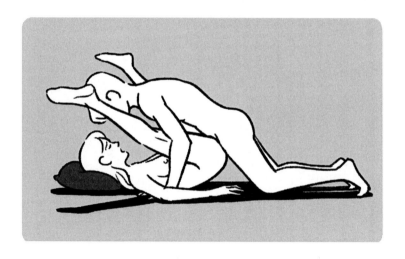

여성의 허리와 다리를 위로 꺾어 올려 다리를 최대한 상체에 밀착시켜 삽입하는 체위다.

　여성과의 결합 부분은 남성의 체중이 많이 실리기 때문에 남자의 페니스가 여자의 질에 깊숙이 삽입되는 게 특징이다. 또한 페니스가 질 깊숙이 삽입됨으로 인해 여성 남성 둘 다 쾌감을 더욱 크게 느낄 수 있는 체위다.

　단, 주의할 점은 복부에 압박을 주기 때문에 임신 중에는 사용해서는 안 될 체위라는 것이다.

5
좌위

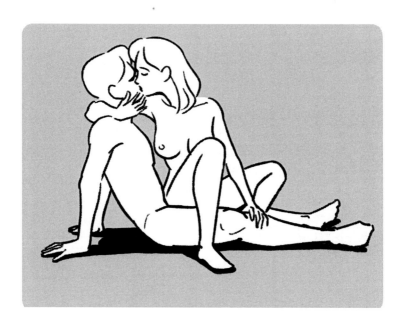

좌위라고 함은 일반적으로 여성이 남성의 위에 올라타고 앉는 형태의 자세를 말한다. 여성의 손으로 남성의 목을 끌어안으며 위 아래로 피스톤 운동을 할 수도 있으며, 또는 여성은 걸터앉은 상태로 가만히 있고 남성이 허리를 움직여 피스톤 운동을 할 수도 있다. 또는 여성이 앞으로 뒤로 허리를 움직여 조금은 격렬하게도 할 수 있는 체위다.

6
후배위

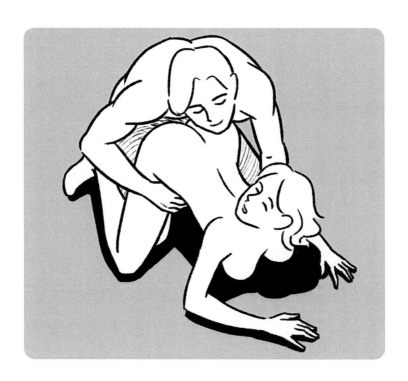

페니스가 질 중심의 방향으로 삽입되고, 자궁 중심의 연장선상에 있기 때문에 사정이 직접 자궁 입구에서 이루어지는 체위다. 여성들에게는 실제로 클리토리스에 대한 자극이 적고 성교 운동이 쉽지 않기 때문에 조금은 기피되는 체위이지만 남성에게는 깊이 삽입하는 느낌이 강하며 페니스의 섹스 상태를 직접 볼 수 있다는 이점 때문에 누구나 한 번쯤은 해 보고 싶은 욕구를 느끼는 체위다.

7
일자위(신장위)

✦

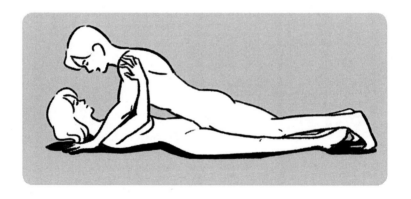

이 체위는 다른 체위를 즐기다가 여성의 체력적인 부담과 피로를 줄이고 클리토리스의 강한 자극을 느끼기 위한 체위로, 어떤 체위 중이었든 그 체위를 멈추고 여성이 두 발을 쭉 펴면 쭉 편 허벅지 위로 남자의 허벅지를 포개어지게 하면 된다. 이때 남자의 페니스는 쭉 편 여성의 허벅지가 붙으며 질이 강하게 조여지면서 귀두가 물린다는 느낌이 드는데(이때 남자의 페니스가 강하지 못하면 질에서 빠져 이 체위는 할 수 없음) 그 상태(귀두가 질 입구에 물려 있는 상태)로 여성의 몸과 허벅지 위에서 비행하듯 아래에서 위로 천천히 삽입을 반복한다. 그러면 그 어떤 체위보다 클리토리스에 강한 자극을 받는 체위로, 섹스를 좀 아는 여성들 중에도 1~2퍼센트만 즐길 줄 아는 체위다. 그러나 이 체위는 남자의 페니스가 강하지 못하면 할 수 없는 체위라는 게 단점이다.

글을 마치면서 느끼는 감회가 크다. 마치 운전면허 시험에 열 번 떨어지고 열한 번째에 합격하는 기분이라고 해야 할까? 일 하면서 시간을 내서 글을 쓴다는 것이 쉬운 일은 아니더라.

참으로 힘들고 어려운 여정이었지만, 이책이 나오기까지 많은 분들의 도움과 격려가 없었다면 결코 끝을 맺지 못했을 것이다. 특히 터부시 될 수 있는 책에 대해 자신감과 용기를 주신 행신교회 김관성 목사님, 우성균 목사님께 감사드리고 성에 대해 알아야 할 이 세상 청년들과 젊은이들에게 이 책을 바친다. 또한 오랜 시간 인내로 기다려 주신 북랩 관계자 여러분들께도 머리 숙여 감사드립니다.

✦

1) 발기부전[41]

발기부전은 정신적인 스트레스, 불안감 등이 원인이 되는 심적 (정신적)인 것과 신체에 다른 질환이나 해부학적인 문제가 있는 기질성(육체적) 발기부전으로 구분할 수 있다.

발기 상태가 3개월 이상 유지가 되지 않는 것도 발기부전이라고 진단하고 있다.

어느 한 원인 때문에 생기는 경우보다는 여러 가지 원인이 복합적으로 작용해 생기는 경우가 많다.

---

41) 김민성, 「발기부전의 원인은」, 메디업, 2014. 9. 19., http://www.mediup.co.kr/board/index.html?id=market&no=6289

불과 10여 년 전만 하더라도 발기부전의 원인의 대부분을 심리적 원인에서 발생하는 것으로 생각했다. 하지만 남성 발기의 생리적, 생화학적 기전이 밝혀지면서 과거에 심인성이나 원인 불명으로 생각되었던 절반 이상이 환자가 신체적 원인 때문에 발생하는 것으로 알려지고 있다.

특히 50세 이상의 고령에서는 기질적 원인의 빈도가 더욱 높고 많은 경우 심인성 원인과 기질성 원인이 함께 나타나기도 한다. 기질성 발기부전은 고혈압이나 동맥경화, 당뇨, 척추 손상 등에 의해 신경 전달이 원활치 못한 유도 장애, 음경으로 혈액 유입이 잘되지 않는 충만 장애, 음경 내에서 혈액이 머물러 있지 못하는 저장 장애로 나눌 수 있다.

이 가운데 심혈관 질환과 당뇨병이 기질적 원인의 70퍼센트 이상을 차지하고 있다

2) 임포텐스

임포텐스에는 성교 불능증과 생식 불능증 두 가지가 있는데, 일반적으로는 성교 불능증을 임포텐스라고 한다. 다시 말해 음경 발기가 불충분해서 성교를 할 수 없을 경우 그것을 임포텐스라고 하는 것이다.

어느 연령에 이르렀는데도 음경의 발기가 충분하지 않은 사람도 있다. 이것을 남성 호르몬이 부족하기 때문이라고 간단히 결론짓기는 어렵다. 왜냐하면 육체적, 정신적인 과로나 원만하지 못한 성 환경 등에 의해서도 일어나는 수가 있기 때문이다.

3) 조루[42]

조루증은 성관계 시 남성 본인의 의지보다 먼저 사정에 이르게 됨으로써 본인과 상대방의 성적 만족도가 저하되는 증상을 뜻한다.

어느 통계 조사에 의하면 한국 성인 남성 세 명 중 한 명이 자신이 조루증인지 의심해 본 적이 있고, 그중 3분의 2는 실질적인 조루 치료를 고민하고 있다고 할 정도로 남성들의 대표적인 성적 고민 증상이다.

당장 치료하지 않는다고 해서 일상 생활하는 데 지장은 없지만, 삶의 동력이 떨어지게 돼서 심한 경우 우울증까지도 초래할 수 있다. 그러므로 본인이 조루로 인해 스트레스를 받을 경우 적절한 조루 수술 방법을 찾아서 치료받는 것이 중요하다.

---

42) 이병기, 「심리적 요인에 자극받는 조루증, 조루 스트레스에서 벗어나려면?」, 하이닥, 2016. 6. 20., https://www.hidoc.co.kr/healthstory/news/C0000126395

◆ 정신적 원인

정신과적으로는 어릴 적 부모로부터 받은 깊은 심리적 상처로부터 조루증이 비롯된다고 한다. 즉, 심리적 상처가 평생토록 여성에 대한 불신으로 이어지고, 어른이 되어서도 무의식적으로 성생활과 사랑에 대해 깊은 죄의식과 갈등을 갖게 한다는 것이다. 이런 정신적 배경을 가진 남성에서 조루증이 나타나고, 그 남성은 조루증으로 여성이 성적 쾌락을 즐기는 것을 방해하거나 섹스에 대해 자기 스스로를 벌한다는 것이다. 그러나 명확히 성과 관련된 신경증을 갖고 있는 환자는 조루증 환자의 극히 일부이고, 대부분의 조루증 환자는 신경증이나 인격 장애가 없다. 대부분의 환자들은 자신이 조루증으로 파트너에게 절망감과 실망을 안겨 준 데 대해 크게 괴로워한다.

◆ 신체적 원인

신체적 원인으로는 조루증 환자의 음경 귀두부가 보통 남성에 비해 민감해 쉽게 흥분하는 것으로 인한 것과, 그 외 사정을 일으키는 신경회로와 이와 관련된 신경 전달 과정의 이상이 조루증의 원인일 것으로 추정되나, 이를 구체적으로 증명할 만한 연구 결과는 아직 없다고 한다.

또한 성관계와 상관없이 조루증이 생긴 경우도 있다.

이는 앞에 설명한 원인 이외에 전립선염, 요도염, 신경 손상, 신경염, 알코올 중독, 당뇨병 등의 신체적 원인 등에 의해서도 발생할 수 있다.

4) 섹스[43]

섹스는 본래 생물학적 생식 과정의 하나로, 임신을 통한 자손 번식이라는 가장 큰 목표를 가지고 있었다. 하지만 인간은 이밖에도 육체적 쾌락, 애정의 확인과 강화, 성욕 해소 등의 다양한 목적으로 섹스를 한다. 피임 방법 역시 유사 이래로 상당히 발전해 있어서 생물학적으로 볼 때 섹스의 본래 목적인 자손 번식을 버리고 쾌감만 챙기는 것이 가능해졌다. 섹스를 통해 느낄 수 있는 오르가슴과 파트너와 하나가 되어 교감한다는 분위기를 통한 정신적인 만족 등, 인간관계에 있어서 섹스의 가치는 정신적인 관점으로 많이 바뀌게 되었다. 20세기 100대 발명품에 콘돔(일명 장화)이 들어가는 것을 보면 알 수 있다.

---

43) 「성관계」, 알파위키, 2021. 8. 26. 수정, 2021. 10. 19. 접속, https://awiki.theseed.io/w/성관계

5) 젠더[44)]

성에 대한 영문 표기 시 SEX 대신 쓰기로 한 용어. 1995년 9월 5일 북경 제4차 여성대회 GO(정부기구) 회의에서 결정했다. 페미니즘의 영양으로 젠더는 사회나 문화를 함축하는 사회학적 의미의 성을 뜻한다. 섹스는 생물학적인 의미의 성을 뜻한다.

6) 페미니즘[45)]

'여성의 특질을 갖추고 있는 것'이라는 뜻을 지닌 라틴어 '페미나 femina'에서 파생한 말로, 성차별적이고 남성 중심적인 시각 때문에 여성이 억압받는 현실에 저항하는 여성 해방 이데올로기를 말한다.

7) 흥분기[46)]

흥분기에 들어서면 심장박동 수가 증가하게 되고(심박 급속증), 호흡이 가빠지며, 혈압이 상승한다. 특히 직접적인 자극을 받을 경

---

44) Ann Oakley, 「과학, 젠더, 그리고 여성의 해방」, http://dalara.jinbo.net/trans/3_translate0.html
45) 소동규, 「페미니즘 그리고, 여성우월주의」, 웹진 MOO, 2015. 3. 24., https://www.incheon.go.kr/moo/MOO020101/1904156
46) 「성반응 주기」, 위키백과, https://ko.wikipedia.org/wiki/성반응_주기

우, 여성 대부분과 남성의 60퍼센트 가량은 유두가 발기하게 된다. 또한 50~75퍼센트가량의 여성과 25퍼센트가량의 남성은 피부 혈관이 충혈되어 홍조를 띠게 된다. 이때의 홍조는 따뜻한 환경에서 더욱 자주 나타나며, 낮은 온도에서는 전혀 나타나지 않기도 한다. 이 홍조의 두드러지는 정도가 뒤따르는 오르가슴의 강도를 예측할 수 있는 지표라는 결과가 공통적으로 관찰되어 왔다.

여성이 홍조를 보일 때, 유방 아래쪽에서 연분홍의 부분들이 나타나기 시작해, 유방, 가슴, 얼굴, 손, 발바닥 그리고 때론 몸 전체까지 퍼진다. 이때의 충혈은 성적 각성 중에 음핵과 질 벽의 색도 더욱 어둡게 한다. 남성 홍조의 경우 피부의 색 변화는 여성보다 덜하다. 하지만 기본적으로 배 위쪽에서 시작해 가슴으로 퍼져 그 다음에 목, 얼굴, 이마, 등, 가끔은 어깨와 팔뚝까지 퍼지게 된다.

이는 일반적으로 오르가슴에 도달한 바로 뒤에 사라지게 되는데, 다 사라지는 데는 간혹 두 시간 이상 걸리기도 하며, 가끔씩은 홍조가 사라질 때 다량의 땀을 흘리기도 한다. 홍조는 보통 이것이 나타나는 반대의 순서대로 사라진다.

특정 부위의 근육이 긴장하는 현상(근 긴장)은 이것이 의식적이든 무의식적이든 간에, 이 단계의 남녀 모두에게서 발생한다. 또한, 외부 항문 괄약근은 접촉 시 불규칙적으로 (오르가슴을 겪는 중에는 접촉 없이) 수축하기도 한다.

8) 발기

◆ 남성

에로틱한 자극을 받아 페니스가 서는 것을 발기라 한다. 발기는 흥분기 전반에 걸쳐 줄어들거나 다시 발생하기를 반복할 수 있다. 양쪽 고환은 회음 쪽으로 끌어올려지며, 포경수술을 한 남성의 경우엔 발기 시 음경을 감쌀 만한 피부가 부족해 이 현상이 더욱 두드러진다. 또한, 발기 과정에서 음낭은 팽팽해지고 커질 수 있다.

◆ 여성

유방의 정맥 혈관이 눈에 더 잘 띄게 되고 유방의 크기가 아주 약간 커지게 되는데, 이는 누워 있을 때 눈에 더 잘 띈다. 대음순이 납작해져 얇아지며, 아이를 낳아 보지 않은 여성의 경우 바깥 방향으로 솟아오르게 된다. 소음순 역시 커지게 되고 대음순에서 튀어나오게 되는데, 이 크기는 평상시의 크기와 연관이 있다. 음핵 귀두는 음경의 귀두처럼 부풀어 오른다. 이후의 자극에서, 질 윤활액은 질 벽의 충혈에 따라 분비된다. 질 벽은 색이 검게 되고 평상시보다 부드러워진다. 또한 자궁은 시간에 따라 점차 위로 이동해, 전체 질의 3분의 2 부분, 보통 7에서 10센티미터 정도 위치로 들어간다.

9) 체위

단어의 사전적 의미는 '몸의 위치'라는 뜻으로, 성행위 시 남녀가 취하는 자세를 이른다. 보통 삽입이 동반된 본행위 시의 자세만을 의미하는 경우도 많으나 종종 전희나 구강성교시의 자세까지 포함하는 경우도 있다.

어떠한 체위를 쓰느냐에 의해 섹스에 대한 만족도가 달라지는 경우가 많다. 이는 여성의 질 각도와 남성 성기의 각도가 개개인에 따라 다양하기 때문에 체위에 따라 자극되는 부분이나 자극의 강도가 달라지기 때문이다. 체위를 바꿀 것을 제안 받은 후 권태기를 벗어났다는 부부의 사례도 있다. 체위에 대해 언급하고 있는 가장 오래된 문헌은 고대 인도의 성애聖涯에 관한 문헌인『카마수트라』다.

일본에는 '四十八手'라 불리는 마흔여덟 가지의 전통 체위가 전해지고 있다. 다만 이 48수 중에는 행위가 끝난 후 남녀가 나누는 대화나 펠라티오나 커닐링구스, 69 같은 오랄 섹스 종류가 포함되어 있는지라 마흔여덟 가지의 체위라기보다는 마흔여덟 가지의 성적 유희로 해석하는 게 더 적절하다.

10) 관음증[47)

사람이라면 나체를 보고 성적 욕구를 느끼는 것은 당연한 일이지만, 관음증 환자들은 이러한 것을 훔쳐보고 도촬하는 행동을 통해 흥분을 느낀다는 차이점이 있다.

도시증, 절시증 등으로 불리기도 하나, 일반인들에게는 관음증이 제일 많이 알려져 있다. 이 증세의 환자는 성적 욕구를 느끼는 대상자와 성관계는 하지 않고, 다른 사람의 나체나 섹스 장면을 몰래 보면서 자위행위를 통해 성욕을 해소하거나, 후에 그 장면을 회상하면서 자위행위를 한다. 실질적으로 관음증 환자라 불리는 사람들은 실제 검열 삭제보다 저런 행동에서 더 성적 흥분을 얻는다. 일반적으로 이러한 관음욕을 정상적인 방법으로 해소하는 경우는 거의 없으므로 대개 몰래카메라나 도촬 등의 방법을 사용한다. 이상 성욕인 성적 도착증 중의 하나로, 정신병의 일종이다. 노출증 증세와 비슷한 뿌리를 갖는다. 물론 엄연한 범죄행위다.

---

47) 「관음증」, 알파위키, 2021. 5. 29. 수정, 2021. 10. 19. 접속, https://awiki.theseed.io/w/관음증

11) **갈라팬티**[48]

야한 속옷의 일종. 말 그대로 밑이 갈라진 팬티다. 영어로는 'Crotchless Panties'라고 한다. 동의어로는 '오픈 팬티', '밑 트임 팬티' 등이 있다.

이것과 T 프런트를 응용한 것도 다수 있으며, 심지어 여기에다 구슬 팬티까지 응용한 팬티도 존재한다. 아래쪽 천이 두 쪽으로 갈라져 있어 언뜻 들으면 상당히 야하게 들리시만, 실제로 착용하면 갈라진 두 천이 절묘하게 겹쳐져 일반적인 속옷의 역할도 해낼 수 있다. 물론 이 속옷을 일반적인 목적으로 사용할 이유는 없으므로 일반적인 속옷으로서 기능을 하는가에 대한 논쟁은 무의미하다.

12) **근친상간**[49]

근친상간은 거의 보편적으로 죄악으로 규정되며 혐오와 금기의 대상이 된다. 역사적으로 근친상간이 문화적으로 인정되는 경우도 있었다. 대표적인 예가 왕족 사이의 결혼이었다. 인류학을 사회생물학의 관점에서 연구하는 학자들에게 근친상간은 무엇보다도 유

---

48) 「갈라팬티」, 알파위키, 2021. 5. 28. 수정, 2021. 10. 19. 접속, https://awiki.theseed.io/w/갈라팬티
49) 『브리태니커 백과사전』

전학적 문제가 된다. 근친혼의 경우 사산율이 높고 유전병을 일으키는 유전자를 보유하게 되는 경우가 많기 때문이다.

지그문트 프로이트의 정신분석학에서는 자기 가족에 대한 반대 감정 병존과, 이성 가족과의 성행위에 대한 금지된 욕망에서 근친 상간 혐오가 비롯된다고 보고 있다. 우리나라는 성폭력범죄의 처벌 등에 관한 특례법 제5조에서 친족 관계에 의한 강간 등에 대한 처벌 규정을 두고 있다. 친족의 범위는 4촌 이내의 혈족 인척과 동거하는 친족으로 규정하고 있다.

13) 불감증[50]

여성이 성적인 접촉 시 오르가슴을 느끼지 못하는 상태를 지칭하는 심리학 용어다. 육체적인 사랑에 관심이 없다든가 하는 것부터 성행위를 싫어하는 것까지 다양한 행동을 나타내는 비의학적인 용어로써 이 말을 사용해 왔다. '불감증'을 뜻하는 영어 'frigidity'가 내포하고 있는 좋지 않은 의미 때문에, 구미歐美의 성 치료 전문가들은 이 말 대신 '다른 조건이 완벽한데도 불구하고 성적인 만족감을 얻지 못하는 것'을 의미하는 'hypogyneismus'라는 용어를

---

50) 쌍쿠미맘, 「불감증이란 무엇이며 불감증원인과 치료방법」, 쌍큼맘님의블로그, 2011. 4.
    8., https://blog.naver.com/9pqzc6/125757350

사용하고 있다.

성 치료 전문가들에 의하면, 속된 의미의 불감증이란 말 속에는 어떤 종류의 성적인 반응도 경험하지 못하는 것과 성욕을 느끼지 못하는 성욕감퇴, 오르가슴에 도달하지 못하는 것의 세 가지 문제가 포함되어 있다고 한다.

여성이 성적인 반응을 느끼지 못하는 데는 남성과 마찬가지로 신체적인 원인이 있을 수 있는데, 예를 들면 억지로 성관계를 가지려고 할 때 질이 경련을 일으키는 질 경련과 성교 시 통증을 느끼는 성교불쾌증 등이 있다. 또한 순전히 심리적인 원인만으로 생기기도 하는데, 성문제와 관계없는 감정상의 갈등이나 성문제에 따른 불안, 스트레스 등에 의해 유발될 수도 있다.

심적으로 불안하거나 스트레스를 많이 받게 되면 불감증이 더 심해 질수 있으니 항상 마음을 편안히 가지고 좋았던 기억을 자주 기억해 보는 것이 좋다.

다른 큰 원인 중 또 하나는 여성호르몬 분비가 줄어들게 되어 갱년기적 불감증이 생긴 것일 가능성도 크다.

넓은 의미로는 성감 감퇴증을 의미하고, 2대 성욕인 접근욕(정신적·육체적으로 이성에 접근하고자 하는 성욕)과 성교욕(직접적인 성욕)의 양자가 감퇴하고 있는 경우를 말하고, 좁은 의미로는 단순히 성교에 수반되어야 할 쾌감극기快感極期(남자는 사정까지 포함)를 느끼지 못하는 경우다. 불감증은 여성분들이 겪게 되는 걱정 중 하나인데

특히 결혼하신 분들에게 많은 고민이 되는 것 중 하나다. 결혼 생활 중에 불감증을 느끼셨다면 몸에 크게 이상이 있는 것은 아니기 때문에 여자 불감증 치료법으로 고쳐 나갈 수 있으니 걱정하지 않으셔도 된다.

여자 불감증 치료를 하는 방법은 여러 가지가 있지만 심리적인 원인이 크게 작용한다. 남편분과 관계 시에 불감증이 생겼다면 연애할 때 자주 갔던 곳에 가거나, 즐거웠던 장소에서 데이트를 하면서 좋은 분위기를 느껴 보는 것도 불감증 치료 방법 중 하나라 할 수 있다.

14) 사디즘Sadism

가학증, 학대음란증. 성적 대상에 육체적 정신적 고통을 줌으로서 성적 쾌락을 얻는 것을 뜻한다. 변태 성욕의 하나로 프랑스의 소설가 사드D. A. F. de Sade의 이름에서 따온 말이다.

15) 마조히즘[51]

마조히즘masochism은 사디즘과 반대로 타인에게 물리적이거나 정신적인 고통을 받고 성적 만족을 느끼는 병적인 심리 상태를 일컫는 정신의학상의 용어다. 일반적으로 남녀 간의 성적 행위가 자학적일 경우이나 이성으로부터 강요를 받아 그에 복종하는 경우에서 느끼는 고통이나 수치심에서 성적 흥분을 느끼며 성으로부터 정신적, 육체적 고통이나 학내를 받음으로써 성적 쾌감을 느끼는 심리 상태를 말한다.

마조히즘은 세 종류로 나누고 있다.

첫째, 성애 발생적erorogenic 마조히즘으로 고통에서 쾌락을 느끼는 경우다. 더 정확히 말하자면 고통과 함께 쾌락을 느끼는 경우다.

둘째, 여성적 마조히즘으로 여자들처럼 무력한 존재로 취급당하기를 원하는 것이다. 남성 환자들에게서 이것을 관찰할 수 있었기에 프로이트는 여성적 마조히즘이 가장 관찰하기 쉽고 설명하는데 문제없는 경우라 보았다.

셋째, 도덕적 마조히즘으로 무의식에 있는 죄책감 때문에 벌 받을 필요를 느끼는 경우여서 이때 중요한 것은 괴로움 그 자체다. 순교당하기를 원하는 종교인은 도덕적 마조히즘의 극단적인 예로

---

51) 「마조히즘」, 위키백과, 2021. 2. 22. 수정, 2021. 10. 19. 접속, https://ko.wikipedia.org/wiki/마조히즘

볼 수 있다. 프로이트는 성애 발생적 마조히즘이 모든 마조히즘의
기초가 된다고 했다.

16) 페티시즘[52]

심리학에서 생명이 없는 물건 또는 성적 부위가 아닌 인체 부위
에 접촉함으로써 성적 감정을 느끼는 것을 특징으로 하는 성적 도
착증의 일종.

또한 인류학에서 유래된 것으로서, '페티시fetish/fetich'라는 말은
마술적이고 영적인 힘을 지닌 것으로 생각해 목걸이나 팔찌에 달
고 다녔던 장식품인 참charm을 가리키는 말이다.

프로이트는 그의 저서 『성 이론에 대한 세 가지 의견Three
Contributions to the Theory of Sex』에서, 페티시즘 환자가 성적 만족을
얻는 대상은 '미개인들이 그런 물건에서 그들의 신을 형상화하는 것'
과 견줄 만하다면서 페티시즘을 정신의학적 개념으로 설명했다.

페티시즘은 성적 만족을 얻기 위해 비성적인 물건을 필요로 하
는 정신 상태를 말하는 것으로 정의할 수 있다. 물건의 대상은 성
적 경향이 없는 인체 부위, 의류 또는 드물게 사람과 관계없는 물
건일 수 있다. 이런 증상은 거의 남성에서만 나타나며, 대부분 대

---

52) 「페티시즘」, 다음백과, https://100.daum.net/encyclopedia/view/b23p2391a

상은 여체 또는 여성 의류에 관련된 것이다. 긴 머리카락이나 발은 우선적으로 성적주의를 끄는 대상이 될 수 있는데, 이 경우 특정한 머리색 또는 신체상의 결점이 성적 자극을 일으킨다면 페티시즘으로 분류된다. 의류 중에서 가장 많이 대상이 되는 것은 신발과 여성 내의류다.

17) 성도착[53)]

현대 사회에서의 정상적인 성행위는 상호 간에 동의한 상태에서 성인들 간의 비 파괴적 성적 상호작용으로 이루어지는 것이라고 볼 수 있다. 그러나 이 기준에 벗어나 비정상적인 성에 몰두하는 경우 성도착증으로 볼 수 있다. 하지만 그렇다고 해서 사적인 성적 기호를 모두 성도착증으로 보지는 않는다. 성적 흥분을 일으키는 데 사람이 아닌 대상물의 이용을 선호하거나 성적 수치심이나 고통을 강요하며, 또는 어린이와 같이 동의하지 않는 성적 배우자를 관련시키는 행동이 있을 때 성도착증이라고 한다.

원인이 명확하게 밝혀져 있지는 않지만, 정신 역동적으로 프로이트의 오이디푸스적 고착으로 설명할 수 있고, 성적 일탈을 반응적

---

53) MH | Dr오동열, 「노출증은 성도착증으로 설명합니다. 성도착증이란? 원인과 진단」, 마인드힐 정신건강의학과, 2012. 6. 13., https://blog.naver.com/mindheal2010/30140311867

조건 형성, 행동 강화라는 단순한 행동적 설명도 가능하다. 또한 신경과학적으로는 성적 흥분이 중추신경계에 의해 통제된다는 근거 하에 신경전달물질의 장애와 성도착증이 관계가 있다는 설도 있다.

◆ **성도착증의 증세**

① 여성의 물건 속옷, 하이힐 등 여성의 물건을 모아서 보거나 자신의 몸에 문지르면서 성적 쾌감을 느끼는 것

② 의상도착증

　이성의 옷을 입음으로써 성적 쾌감을 얻는 것.

③ 노출증

　여학교 앞의 '바바리맨'이 대표적인 예다. 보기를 원치 않는 타인에게 자신의 신체 일부를 보임으로써 성적 쾌감을 느끼는 것.

④ 관음증

　몰래 다른 사람의 성행위나 성기, 신체를 관찰함으로써 성적 쾌감을 느끼는 것.

⑤ 가학증

　타인에게 모욕을 주거나 고통을 줌으로써 성적 쾌감을 얻는 것.

⑥ 피학증

자신에게 가해지는 모욕과 고통을 통해 성적 쾌감을 얻는
것.

⑦ 접촉 도착증

지하철에서 비정상적으로 타인에게 접촉해 신체 일부를 만지
거나 문지름으로써 성적 쾌감을 얻는 것. 마찰도착증 이라고
도 한다.

⑧ 소아 기호증

성인 대신 어린아이와의 성적 접촉을 통해 성적 쾌감을 얻는 것.

⑨ 강간

동의하지 않는 타인을 대상으로 강제로 이루어지는 성교를
말한다.

18) 냉증

흔히 우리가 말하는 여성 냉대하증 원인은 자궁에 찬 기운이 많
이 맴돌면서 정상적인 기능을 하지 못하고 몸이 약해지면서 생기
는 것이라 보고 있다. 평상시에 쉽게 피로해지거나 스트레스를 많
이 받는 분들에게서 자주 나타나고, 또 여성 냉대하증 원인은 면
역력 저하로 발병하는 다양한 성적 문제들이 초기 증세로 더운 여
름철에는 면 제품의 속옷을 착용하는 게 좋고 레깅스나 스키니같

이 딱 붙는 옷보다는 통풍이 잘되는 옷을 입는 것이 좋다.

또 성관계 후나 생리 때는 더욱 더 청결에 신경을 써야 하고, 정상적인 성생활이 아닌 문란한 성생활은 자제해야 한다. 배변을 본 다음에는 앞에서 뒤로 닦는 습관이 냉중을 예방하는 데 좋고, 무분별한 청결제 사용을 자제하고, 경구용 피임약을 복용하는 여성분들은 되도록 장기 복용하지 않도록 해야 한다.

19) 매독[54]

매독은 스피로헤타spirochete과에 속하는 세균인 트레포네마 팔리듐균Treponema pallidum에 의해 발생하는 성병을 말하는 것으로, 우리나라는 표본 조사만 하기 때문에 매독에 대한 통계는 정확하게 알기 어려우나, 외국의 사례를 보면 매독 발생은 최근 증가 추세에 있으므로 우리나라도 비슷할 것으로 생각된다. 이렇게 증가하는 원인으로 생각해 볼 수 있는 것은, 우리나라의 성 문화 개방 및 성매매특별법으로 인한 변종 성매매로 윤락녀의 성병 검사가 제대로 되지 않고, 에이즈 확산 및 건강검진 및 수술 전 검사에 매독 검사가 포함됨으로써 무증상의 잠복기 환자들이 계속 발견되

---

54) 「감염성 질환—잠복매독」, 삼성서울병원, 2014. 2. 5., http://www.samsunghospital.
com/home/cancer/info/disease/view.do?CONT_ID=1783&CONT_SRC_
ID=09a4727a8000f320&CONT_SRC=CMS&CONT_CLS_CD=001020001013

는 것 때문일 것이다.

매독 질환syphilis은 성관계 시 피부 및 점막을 통해 감염되며 1~3개월 사이에 약 1/2~2/3에서 성 접촉 부위에 무통성 궤양이 발생했다가 없어지며, 이후 1~3개월 후에 약 80퍼센트에서 발진성 피부염이 발생했다가 2주 후 없어지고, 이후 2/3는 무증상 형태로 지속되며 나머지는 3기 매독으로 진행된다.

◆ 매독 1기

매독균이 침입한 부위에 한 개 혹은 여러 개의 구진(통증이 없는 단단한 조직)이나 궤양이 생겼다가 자연적으로 없어지게 된다. 궤양이 나타나는 부위는 생식기 부근이 대부분이지만 입, 유방 등에도 나타난다.

◆ 매독 2기

매독 증상은 6주~6개월 후에 나타나 한 달 내지 석 달 동안 계속된다. 이 시기가 되면 전신에 발진이 나타나거나 발바닥이나 손바닥에만 나타날 수 있고, 목에 통증이 있거나 두통이 생기고 머리카락이 많이 빠지며, 입이니 외부 생식기 주변 점막에 궤양이나 발진이 나타난다.

이때의 매독균은 전염성은 매우 높아서 성행위가 아닌 단순한 접촉으로도 타인에게 전염될 수 있다.

◆ 매독 3기

매독균이 심장, 뇌신경에 심각한 신체 장애를 입히게 되며 사망에까지 이를 수 있다. 매독 보균자가 임신을 하게 되면 유산이나 사산 혹은 기형아 출산 확률이 높다.

◆ 선천 매독

선천 매독에 걸린 경우 약 40퍼센트가 태아기나 주산기에 사망하게 된다. 조기 선천 매독은 출생 시부터 2세에 이르기까지 발현되는 매독이다. 후천 매독의 제2기에 해당하는 증세를 나타내고, 비염은 생후 수주 이내에 발현되며, 매독은 피부 발진은 약 30퍼센트에서 볼 수 있고 대개는 반점 형태로 나타나게 된다. 매독이 입술 주위나 생식기 점막에는 습진과 비슷한 소견을 보이며, 나중에는 노인의 입술처럼 주름이 잡히고 항문 주위에는 사마귀 모양의 피부 병변이 나타나기도 한다.

그 외에 중요한 증상으로 뼈의 변화가 나타나며, 골연골염 등이 팔꿈치, 손목, 무릎, 발목 부위에서 주로 유발되며, 통증이 심하게 유발되면 환자는 실제로 마비된 것은 아니나 마비된 것처럼 행동하는 가성 마비 증세가 생기게 된다.

후기 선천 매독은 생후 2년이 지난 후 증세가 나타나며, 주로 치아, 눈, 뼈, 8번 뇌신경 등을 침범하고, 장기, 피부 및 점막의 고무종, 신경 매독 등을 일으키는데, 이들은 매독균에 의한 감염 자체보다는 감작 반응으로 인한 증세들을 보이고 치아는 앞니가 톱니나 못 모양으로 변하는 Hutchinson 치아가 되며, 눈에 침범해 간질성 각막염을 일으키고, 뼈에도 변화가 나타나 앞이마가 돌출되며 코가 납작해지고 입천장이 파괴되어 구멍이 뚫리게 된다. 그리고 8번 뇌신경의 손상으로 인해 난청이 올 수 있으며, 드물게 지능박약, 반신불수 등도 보일 수 있다. 위에서 말한 Hutchinson 치아와 간질성 각막염, 난청이 모두 생기는 것을 따로 Hutchinson 삼증후군이라고도 한다. 매독균은 성관계에 의해 주로 전파되지만 모체에서 태아에게로 전파되는 경우도 있다.

20) 임질[55]

임질균Neisseria gonorrhea에 감염된 성병을 말한다. 임질은 임질

---

55) 「임질」, 서울아산병원, http://www.amc.seoul.kr/asan/healthinfo/disease/diseaseDetail.do?contentId=32217

균에 감염된 환자와 성적 접촉을 통해서 감염된다. 자궁경부, 질, 요도에 염증을 일으키며, 남성에게는 전립선염, 고환·부고환염을 일으키고, 여성에게는 골반 내 염증을 일으킨다. 항문 성교를 하는 사람은 임질성 직장염을 일으키고, 구강성교를 하는 사람에게는 임질성 인후염을 일으킨다. 흔하지는 않지만, 임질균이 혈류를 타고 다른 부위로 전파되어 발열과 특징적인 발진, 관절염을 일으킬 수 있으며, 임질균에 감염된 임산부는 출산 시 아기에게 임질성 안염을 일으킬 수 있다. 대부분 감염 후 약 2일에서 5일 사이의 잠복기를 거쳐 증상이 발생하며 다음날 증상이 생기는 수도 있고 30일 후에야 증상이 생기는 경우도 있다. 요도에 불쾌감을 느끼고 소변을 보면 불이 난 것처럼 아프고, 소변이 자주 마렵고 급하게 느껴지며, 요도 끝이 빨갛게 부어오르기도 하며 요도 끝에서 누런 고름이 나온다. 하지만 남성의 10~15퍼센트에서는 아무런 증상이 없는 경우도 있다.

여성 환자는 남성과는 달리 대부분 아무런 증상이 없다. 여성에서 증상이 생기면 감염 후 대개 10일 내에 발생 하며 여성에서는 남성에서와 같은 증상들 외에 질 분비물이 나온다. 하지만 문제는 증상이 없어도 균을 가지고 있어 성 상대자에게 임질균을 옮길 수 있으며, 환자 본인도 병이 진행되어 합병증이 나타날 수 있다. 조사에 의하면 임질이 있는 여자와 관계를 처음 가졌을 경우, 남자가 임질에 걸릴 확률은 17퍼센트 정도로 알려져 있고 임질이 있는 사람과 두 번 관계를 가졌을 경우에는 40~60퍼센트 증상이 나타난다고 한다. 따라서 임균 환자뿐만 아니라 성 상대자도 증상에 상관없이 검사하고 치료를 받아야 하며, 때로는 피부에 발진이 나타날 수 있으며 임질에 감염된 여성에서 자연 분만으로 태어난 아이에서 결막염이 발생할 수도 있다.

남성에서는 임질을 치료하지 않으면 임질 후 요도 협착, 요도 주위염, 부고환염, 전립선염, 불임이 생길 수 있고, 여성에서는 인균성 자궁경부 염, 질주위염, 방광염, 난관염, 골반장기 염, 불임 등의 합병증을 초래할 수 있다. 약 1퍼센트에서 임질균이 혈액을 따라서 전신에 퍼지게 되어 패혈증이 발생할 수도 있으므로 즉각적인 치료가 중요하다.

임질의 예방을 위해서는 콘돔을 사용하는 것이 가장 안전하고 콘돔 사용 시 요도를 통한 감염은 예방할 수 있으나 신체접촉을 통한 감염은 예방할 수 없다. 성교 전 항생제 복용은 균의 저항성을 초래할 수 있으며 성교 후에 항생제를 예방적으로 복용하는 경우에도 완전하게 예방이 되지 않을 수 있다. 임질을 예방하기 위해서는 여러 성 상대자와 무분별한 성 접촉을 피하는 것이 중요하며 상당수의 임질이 무증상이기 때문에 임질이 의심된다면 병원을 찾아 검사를 받는 것이 좋다.

21) 음모[56]

사람의 음부, 즉 성기와 항문 주변에 돋아 있는 털로 체모體毛 중 하나다. 일단 항문 털도 음모의 부류에 들어간다. 순 우리말로는 '거 웃'이며 치모恥毛라고도 불리는데 은어로 '숲', '헤어'라고도 불린다.

22) 냉[57]

질 내부든 외부든 분비되는 부위와 관계없이 질에서 분비되는 점액 일체를 총칭하는 것이 사전적인 정의이나, 일반적으로는 질 밖으로 누출되는 점액을 일컫는다.

냉이 갖는 주된 기능은 음모와 마찬가지로 여성의 생식기, 특히 질의 습도를 유지해 보호하는 기능을 지닌 것이다. 사춘기 이전의 소녀의 질에서도 냉은 분비되지만, 이때는 아직 2차 성징이 시작되기 전, 즉 여성 호르몬이 분비되기 전이라 흔히 "냉이 흐른다."라고 일컬을 정도의 과다한 분비와 악취를 동반하는 경우는 없다. 그러나 소녀가 사춘기를 지나면 냉의 분비가 원활해지고 따라서 냉의 양이 급격하게 늘어나고 악취가 나게 되는 경향이 있어 2차 성징으로 기능하는 한편, 생리와 마찬가지로 일련의 일들을 처음 경험

---

56) 「음모(신체)」, 나무위키, 2021. 10. 12. 수정, 2021. 10. 19. 접속, https://namu.wiki/w/음모(신체)
57) 「냉」, 나무위키, 2021. 10. 9. 수정, 2021. 10. 19. 접속, https://namu.wiki/w/냉

하는 어린 소녀들에게 당혹감을 주는 경우가 있다.

사춘기를 지나며 냉의 분비는 필요량을 넘칠 정도로 활성화되기에 일반적으로 건강한 젊은 여성의 경우 분량상 찻숟가락으로 두 개들이 정도의 냉이 분비되며, 호르몬의 양이라든가 건강 상태, 스트레스 여부, 질병 감염 등에 따라 그 양과 구성 성분 및 냄새가 묘하게 변한다. 이것으로 미약하게나마 배란기를 확인하는 것도 가능하다.

소변과 마찬가지로 건강 악화 시 악취가 심해지며 양과 색깔이 변하기 때문에 건강의 지표로 쓸 수 있다. 평소에는 무색투명하거나 약간 묽은 빛을 띠지만, 건강에 이상이 있을 때에는 색이 기분 나쁘게 탁한 색으로 변하고 썩은 내에 가까운 악취가 나며 양도 증가한다. 물론 건강한 평상시라 하더라도 질 내부에서 산성을 유지하는 젖산균의 작용으로 결코 냄새가 향기롭다고 할 수는 없는 시큼한 냄새가 난다. 사실 인체가 내뿜는 분비물 치고 향기로운 것이 어디 있겠는가만은 건강이 나빠지면 냉에서 나는 악취가 더욱 강렬해지기 때문에 건강 악화를 짐작할 수 있는 것이다.

특히 냉을 악화시키는 원인으로는 기본적으로 성병 계열 및 질이 세균에 감염된 경우가 대표적이며, 놀랍게도 성관계 시 그곳에 본인이나 상대의 대변이 묻을 수 있어(좌변기 특성상 변이 떨어질 때 물이 뒤어서 묻을 수 있음) 샤워를 하고 꼭 세균에 감염되지 않더라도 꽉 끼는 팬티나 바지를 착용했을 때 마찬가지로 냉증이 악화될 수 있다고 한다. 또한 몸이 찰 때 냉 분비량이 늘어날 수가 있다. 항상 그러니 여성들은 아랫배가 따뜻하게 유지되도록 신경 써야 하며 옛날에 남자들은 아래가 차가워야 하고 여자들은 아래가 따뜻해야 한다고 말했는데 옛말 치고 틀린 건 하나도 없다.

냉은 오줌이나 피의 경우처럼 단일 루트가 아닌 여성 생식기의 여러 분비선에서 흘러나오는 노폐물이 혼합된 액체다. 겨드랑이 땀이 아포크린샘과 에크린샘에서 분비되는 땀이 섞여 있는 것과 마찬가지다.

냉을 구성하는 분비물이 나오는 기관을 위에서부터 차례대로 보면 자궁 경관부 질 벽, 바르톨린선, 피지선과 땀을 분비하는 한선 등이 있다. 즉 자궁경관부에서 분비되는 체액이 아래로 조금씩 흘러가면서 상피세포 및 질 상피 누출 액(다소의 백혈구 노폐물을 포함)과 섞이고 더 아래로 내려와 외음부 근처에서 바르톨린선액과 약간의 피지, 땀과 섞인다.

애액과의 결정적인 차이점은 이 주 기관에서 냉은 그 비율이 비슷비슷하게 적지만 애액은 질 상피 누출액의 10밀리리터에서 최대 100밀리리터까지 높게 혼입되어 비율 면에서 커지고, 스케네선에서도 분비액이 배출된다는 정도다. 자궁 경관액의 역할도 성교 시 및 배란기에는 그 역할이 평상시 자궁 경부를 막는 것에서 정자가 잘 헤엄쳐 들어올 수 있게 도와주는 역할로 바뀐다. 따라서 점성도 냉에 비해 약하며 맑고 산도도 떨어진다.

시각적으로나 후각적으로나 위생적으로나 한마디로 남녀 불문하고 매우 꺼리는 경향이 있다. 악취 나는데 좋아할 리가 기능만 따진다면 냉을 조금은 소중히 여겨 줘도 좋지 않을까 하는 의견도 있지만 인체에 유익한 것은 어디까지나 냉의 작용 그 자체이고 과다하게 분비되어 불쾌감을 주는 냉증으로서의 점액은 세균이 들끓기 쉬운 악취 나는 노폐물이니 꺼리는 것은 당연한 일이다. 생리혈과 함께 틈만 나면 여성을 괴롭히는 양대 주적으로 평가될 정도다.

시큼한 악취를 풍기기도 하며, 인체의 분비물 중에서도 손 꼽힐 만큼 점성이 강해 그 끈적끈적함도 무시할 수 없는 불쾌함을 준다.

또한 제때 잘 닦거나 말려 주지 않으면 냉으로 인한 높은 습도는 오히려 세균이나 곰팡이의 온상이 되는 역효과로 작용하기도 한다. 소위 냉증이 생기는 것도 이런 이유에서다.

꽉 끼는 속옷이나 바지 착용으로 인한 통풍 차단이 냉증의 주요 원인 중 하나인 만큼 옷을 보다 헐겁게 입고 이 부위를 자주 세심하게 씻어 주는 한편 성행위를 절제하는 것이 냉증 해소에 도움이 된다고 한다. 고대 시대부터 치마를 입는 이유가 이런 것이 아닌지 생각을 해 보게 된다.

23) 오르가슴[58]

　성적으로 남녀가 흥분하는 최고점을 일컫는 말이다. 육체적으로
나 감정적으로 흥분되어 자제력을 잃게 되는 시기를 오르가슴이라
고 한다. 오르가슴은 섹스로 인해 호흡과 맥박이 증가하며 근육의
수축으로 온몸이 고동을 치면서 성적 쾌감을 느끼게 된다.

◆ 성감대

　성적인 자극을 받으면 크게 흥분을 하거나 민감해지는 신체 부
위를 말하는 것으로 성감대는 개인마다 차이가 있다. 남녀 모두 생
식기 주변이 가장 민감하며 유두, 혀, 입, 귀 등이 자극에 매우 민
감한 편이다. 남성은 음경 중심으로 자극을 받으면 성적으로 매우
흥분하지만 여성의 경우 몸 전체가 자극을 받아야 성적 쾌감을 느
끼게 된다.

---

58) 김민양, 「초보는 물론 선수들도 궁금해하는 섹스 용어」, 웨딩21뉴스, 2008. 10. 16.,
　　http://www.wedding21news.co.kr/news/articleView.html?idxno=49875

24) 오럴 섹스

여성이 남성의 성기를 입으로 애무하는 행위를 펠라티오라고 하며, 여성의 성기를 남성이 입으로 애무하는 행위를 커닐링구스라고 한다. 이렇게 상대의 성기를 입으로 자극하는 것을 바로 오럴 섹스라고 한다. 상당수의 남자들이 오럴 섹스를 좋아하는데 그 이유는 삽입 섹스보다 좀 더 강렬한 자극을 받을 수 있으며, 정서적인 편안함으로 인해 성적 쾌감을 쉽게 느낄 수 있기 때문이다. 남성의 경우 성기에 모든 자극과 절정이 집중되어 있기 때문에 오르가슴을 쉽게 느낄 수도 있다. 직접적인 자극이 아니라 은밀한 애무로 진행되는 섹스로, 육체적으로나 정신적으로 흥분이 오래도록 유지되는 것이 특징이다.

25) 자위행위

스스로 자신을 흥분시키면서 성적인 쾌감을 느끼는 행위를 말한다. 남녀 모두 자위행위를 하지만 결혼 후에도 자위행위를 하는 경우가 꽤 많다. 자위행위로 불쾌감을 느낄 필요는 없지만 이것으로 부부간에 성관계에 문제가 생기거나 성 기능 장애가 생기기도 하기 때문에 자위에 의존하지 않도록 하는 것이 중요하다.

26) G-spot

  G-spot은 1950년대에 이를 연구한 과학자의 이름인 그레펜버그의 이름을 따서 만들어진 단어다. G-spot은 섹스를 하면서 남녀 모두 최고조의 흥분에 신음을 터뜨리게 만드는 지점이다. 사람마다 이곳의 자리는 다르지만 정확한 위치를 알게 되면 섹스를 하면서 오르가슴을 더욱 강렬하게 느낄 수 있다.

  이 G-spot은 약 21밀리미터 크기의 성감대로 질 위 내벽의 작은 부위를 말하는 것으로, 자극을 주게 되면 쉽게 부풀어 오르면서 성적인 쾌감을 가져온다. G-spot을 자극할 경우 생식기뿐만 아니라 전신에 떨림을 일으키며 한 번의 섹스로 여러 번의 오르가슴을 느끼게 하는 멀티플 오르가슴에 도달할 수도 있다. 하지만 G-spot을 자극했다고 해서 모든 여성이 쾌감을 느끼는 것은 아니다

27) 토플리스 섹스

  외국의 해안가에서는 여성들이 아름다운 젖가슴을 뽐내며 거리를 활보하는 것을 많이 보게 된다. 요즘은 한국에서도 이러한 광경을 심심치 않게 찾아볼 수 있는데 이렇게 상체를 노출한 여성들을 보고 토플리스라고 한다. 하의는 벗지 않고 상체만 노출한 여성을 보고 남성이 흥분하게 되는 건 당연지사.

좀 더 스릴 있고, 자극적인 섹스를 원한다면 토플리스 섹스를 시도해 보는 것이 좋다. 남녀 모두 토플리스 차림으로 섹스를 즐기면 흥분을 오래도록 연장시킬 수 있으며 옷을 입은 채로 행위를 하면 긴장감이 더해 오르가슴에 도달할 수 있다.

28) 절편 음란증

여성의 속옷이나 스타킹 등을 보고 성적인 흥분을 하는 성 도착증을 말한다.

29) 섹스 중독증

성행위 뒤에 죄의식을 느끼지만 그 기분을 또다시 섹스로 푸는 증상을 말한다. 정신적인 불안증이나 우울증, 열등감 등으로 섹스 중독증이 나타나기 때문에 근본적인 문제를 해결하는 것이 가장 중요하다.

30) 더치와이프

주로 열대 지방에서 등나무로 만들어 손발을 얹을 수 있는 일종의 베개로, 한국의 죽부인과 같다고 보면 된다. 지금은 남성을 위한 여성 섹스 용품의 총칭으로 불리며 일종의 플라스틱으로 만들어진 마네킹이라 할 수 있다. 더치와이프는 여성의 형체를 본떠 섹스를 할 수 있도록 만든 섹스용품이다. 종류는 플라스틱 인형에서부터 공기 주입식 비닐 제품까지 그 종류가 다양하다.

31) 사도 마조히즘[59]

정상적인 성 행동보다 정상적이 아닌 방법으로 성욕을 만족시키는 사람들 중에는 가학성 변태 성욕자(사디즘) 피학성 변태 성욕자(마조히즘) 이 두 가지 이상의 성욕은 일반적으로 동시에 나타나는 행동 양식으로, 이를 가리켜 사도마조히즘(가학·피학적 변태 성욕)이라 한다.

32) 스리섬

사전적으로는 골프에서 한사람이 두 사람과 겨루는 걸 말하지만, 섹스적으로는 세 사람이 함께하는 섹스를 말한다.

---

59)   강준만, 『재미있는 섹스 사전』, 북카라반(2011)

33) 안전내의(정조내의)

인도네시아에서 등장해 잘 팔려 나간 현대판 정조대로 가죽 벨트에 알루미늄 자물쇠와 숫자형 열쇠가 장치된 강간 예방용 내의. 수하르토 대통령 하야 데모에 수반된 폭동 때 화교 여인들이 집단 강간을 당한 데에 대한 대비책으로 만들어졌다 한다.

34) 쿨리지 효과

새로운 여성이 나타나면 성적으로 다시 흥분하게 되어 여러 번의 성적 접촉을 하고자 하는 강한 충동을 느끼는 남자의 성향을 말함.

35) 포르노벨리

미국 로스엔젤레스 북쪽 산 페르난도 계곡에 있는 포르노 산업의 실리콘벨리.

36) 사이버 섹스[60]

성적 호기심을 인터넷을 통해 음란한 그림이나 영상을 보거나 글을 읽거나 성적인 얘기를 나누거나 컴퓨터에 연결 할 수 있는 컴퓨터 기기를 이용해 성관계를 갖거나 성행위를 실습하기 위해 상대 역할을 할 사람을 찾아 자신의 성적 충동과 공상을 시험해 보고 각종 성 정보를 찾으려는 일체의 행동을 말한다.

37) Double Penetration[61]

일반적이고 좁은 의미로는 질과 항문 동시 삽입을 가리키지만 넓은 의미로는 질과 입, 항문과 입 상황도 포함하기도 한다. 다른 경우로는 요도와 질 또는 후장에 삽입하는 경우도 있으며 자주 쓰이는 용어로 입, 질, 후장 다 뚫는 경우를 뜻하는 것이 일반적이다.

은어로는 주로 여성이 후 배위 자세로 펠라티오와 질(또는 항문) 삽입을 동시에 하는 경우를 Spit Roast라고도 표현하기도 한다.

---

60) 김세철, 「포르노 자주 보는 女와 안 보는 女 비교했더니」, 조선일보, 2015. 6. 2., https://www.chosun.com/site/data/html_dir/2015/06/02/2015060203060.html
61) 「Double Penetration」, 나무위키, 2021. 8. 22. 수정, 2021. 10. 19. 접속, https://namu.wiki/w/Double%20Penetration

38) 『GIRLS FOR M』[62]

코믹 엘오를 출판하고 있는 아카네신샤茜新社에서 비정기 계간 형식으로 발매하고 있는 성인 만화 잡지. 사디스트 여성이 마조히스트 남성을 역강간 하거나 학대하고 고문하는 내용만을 중점으로 다루고 있다.

유딩 여왕, 초딩 여왕, 중딩 여왕, 고딩 여왕, 대딩 여왕, 유부 여왕, 니트 여왕, 거지 여왕, 계모 여왕, 누나 여왕, 동생 여왕, OL 여왕 등등 M 남성이 상상할 수 있는 모든 가학적 여성상이 취향별로 다 등장한다. 외계인 여왕과 판타지 괴물 여왕도 나온다.

39) 리브돌[63]

요즘 사회 문제가 되고 있는 사람처럼 만든 자위 용도로, 주 용도는 자위 기구의 하나다. 남성 모델은 여성이나 게이들의 수요가 있기 때문에 나온다. 비슷하게 여성 모델은 레즈비언들의 수요도 있다. '리얼돌' 또는 용도를 따서 줄인 '색돌', '단백질 인형' 등으로도 불린다.

외모 다음으로 신경 써서 만드는 곳이 성기 부분이고 질과 입도

---

62) 「GIRLS FOR M」, 리그베다위키, 2015. 6. 6. 수정, 2021. 10. 19. 접속, http://rigvedawiki.net/w/GIRLS%20FOR%20M
63) 「리얼돌」, 나무위키, 2021. 10. 19. 수정, 2021. 10. 19. 접속, https://namu.wiki/w/리얼돌

잘 구현되어 있다. 심지어 입 속에는 이빨과 허까지 리얼하게 구현해 놓는다. 특이한 취향에 따라 항문 쪽도 구현해 놓는다. 남성 모델의 경우에는 음경과 고환이 달려 나오고, 착탈식으로 크기에 따라 골라 붙일 수 있는 경우가 대다수다. 남성 모델의 경우 입과 항문도 구현해 놓는데, 이것은 남성 모델 구매층의 상당수가 동성애자이기 때문이다.

그러나 잘 만들면 상관없지만, 제품의 특성상 정말 조금이라도 제대로 못 만들면 지독히도 불쾌한 골짜기 현상이 일어나게 된다.

미국의 유명한 제작사는 '리얼돌'로 유명한 어비스. 일본의 유명한 제작사로는 오리엔트 공업이 있고, '포우드'사가 맹추격을 하고 있다. 중국에서도 일본 메이커와 합작으로 고급형이 나오고 있다.

가격은 형태에 따라 천차만별. 비닐로 만들고 공기를 넣어 부풀리는 저가형(러브바디 시리즈 등)은 2~4천 엔대, 실리콘으로 만든 고급형은 60만 엔/6천 달러대.

당연한 이야기지만 모든 성인용품은 현행법상 국내로 반입할 시 세관에서 반입 금지 품목으로 취급되기 때문에 외국 여행 기념품으로 이걸 사 가지고 올 생각은 금물이다. 총기류와 더불어 단속이 심한 부류. 딜도는 개인 물품으로 통과되던데 왜 이것만? 딜도는 성기만 있는 것이고, 러브돌은 몸통 전체가 있는 것이다. 간혹 국내에 있는 퀄리티 높은 러브돌들도 전부 몰래 밀수, 밀입한 것들이다.

저가형은 2014년 하반기를 기점으로 업체들 기준 통관이 수월해 졌으며 비영리 목적으로 개인이 들고 올 경우에도 세관 통과는 다소 쉬워질 예정이라 한다. 그러나 실리콘 등신대 고가형은 여전히 압수 폐기된다.

간혹 국내 성인용품점에서 파는 경우도 있다고 하는데 이건 대부분 단순 공기를 넣어 부풀리는 저가형 모델이고, 개중 고가 형이라 해도 실리콘 재질로 만든 등신대 고급형이 아니라 우레탄 재질로 만들고 크기도 실제 사람보다 작은 중급 모델이다.

40) 볼기[64]

의자나 땅에 앉았을 때를 기준으로 해서 바닥에 닿는 부분이 궁둥이, 안 닿는 부분이 엉덩이, 양쪽을 합쳐서 볼기다. 참고로 '방뎅이'는 동물의 엉덩이를 부르는 말로 사람에게는 쓰면 안 된다.

41) Drawers(드로어즈)[65]

외래어 표기법에 따른 속옷의 표현으로 한국에서 '드로즈'는 여

64) 「볼기」, 나무위키, 2021. 10. 18. 수정, 2021. 10. 19. 접속, https://namu.wiki/w/볼기
65) 「드로어즈」, 나무위키, 2021. 7. 21. 수정, 2021. 10. 19. 접속, https://namu.wiki/w/드로어즈

자속옷 '드로어즈'는 남자 속옷을 뜻한다. 그런데 외래어 표기법의 드로어즈도 실제 발음과는 다르다. 실제 영어 발음은 /drɔːrz/이기 때문에, '드로즈'가 원래 발음의 정확한 표기다. 이런 혼란은 drawer의 발음이 두 가지이기 때문에 발생한다. 서랍과 속옷의 의미로 쓰일 때는 /drɔːr/, 즉 '드로'이고, 사람을 가리킬 때는 /drɔːər/, '드로어'이기 때문이다.

42) 딜도[66]

모조 남근. 여성용, 혹은 남성용 자위 기구의 일종으로 한국에서는 흔히 '먹쇠'라고도 부른다.

재질은 다양하지만, 현대에 들어서 보통 실리콘으로 만들어지며 진동이 되는 것도 있다. 진동이 되는 것은 딜도라 부르지 않고 바이브레이터라고 부른다. 기구는 독일제가 최고다. 일본이 진동 기능 바이브레이터를 만들었는데, 진동까지는 해결했지만 발열 문제까지 잡지는 못했다. 이걸 독일 에서 발열 문제까지 해결해 최고의 자위 기구를 만들어 냈다.

---

[66] 「딜도」, 나무위키, 2021. 10. 11. 수정, 2021. 10. 19. 접속, https://namu.wiki/w/딜도

43) 커닐링구스(=커닐링거스)

남성이 여성 성기를 혀 입술 등의 구강성교를 해 주는 것을 말한다.

44) 핸드잡[67]

부부나 연인이 남성의 성기에 손으로 해 주는 애무. 애무지만 전희로 끝나지 않고 사정까지 하게 만드는 걸 두고 핸드잡이라 말한다. 야동에선 펠라티오 도중 입과 손으로 자극을 주기도 한다. 스스로 하면 자위지만 파트너가 해 주면 핸드잡이라 부른다. 터그잡 Tugjob이라고도 부르며 사랑하는 사이에서 하는 성관계 도중의 행위를 뜻하므로 직업여성이 해 주는 유사 성행위 즉 매춘으로서의 의미와는 뉘앙스가 약간 다르다.

---

67) 「핸드잡」, 나무위키, 2021. 5. 28. 수정, 2021. 10. 19. 접속, https://namu.wiki/w/핸드잡

45) Rimming[68]

애무의 일종으로 항문을 혀로 핥아 자극하는 것. 은어로 '똥까시'라고도 부른다. 애닐링거스anilingus라고도 불린다. 영미권에서는 오럴섹스를 뜻하는 blowjob에 대응해 rimjob이라고 부르는 경우도 있는 듯하다.

46) 망코[69]

여성의 성기를 가리키는 일본어 어휘. 한국어로는 음문이라는 뜻이다. 이에 대응해 남성의 성기를 가리키는 표현으로는 친친ちんちん. 우리말로는 '고추' 정도의 어감이다.

47) 붓카케

얼굴이나 몸에 남성이 사정하는 것을 뜻하는 일본어.

---

68) 「리밍(애무)」, 나무위키, 2021. 10. 17. 수정, 2021. 10. 19. 접속, https://namu.wiki/w/리밍(애무)
69) 「망코」, 나무위키, 2021. 7. 10. 수정, 2021. 10. 19. 접속, https://namu.wiki/w/망코

48) 브리프(속옷)[70]

영어로는 briefs. 한국에서 흔히 쓰이는 표현으로 '삼각팬티'로 지칭되는 속옷.

브리프는 순면 재질의 것과 신축성 있는 합성섬유 재질의 것이 있다. 후자를 스판 팬티로 지칭하기도 한다.

---

70) 「브리프(속옷)」, 나무위키, 2021. 10. 10. 수정, 2021. 10. 19. 접속, https://namu.wiki/w/브리프(속옷)